厚生労働省　近畿厚生局
統括指導医療官・医学博士
假野隆司

「更年期障害」は存在しない

女性差別の病名は必要か

栄光出版社

「更年期障害」は存在しない　目次

「更年期障害」は存在しない

―女性差別の病名は必要か―

第一部　自律神経失調症、精神疾患、骨粗鬆症

◆問題提起：更年期障害は如何なる疾患か？

代表的女性ホルモンの卵胞ホルモン（エストロゲン）は卵巣の卵胞から分泌されます。つまり、エストロゲンは卵が産生します。女性は一側の卵巣に通常２００万個程度の卵（原始卵胞）を保有して出生します。出生時保有原始卵胞数は個人差が非常に大きく、多い人は閉経が遅れます。その後、不良原始卵胞をアポトーシス（積極的・機能的細胞死）によって減じて初潮時には20万個程度になります。まれに卵巣を欠損して出生する女性がいますが、その場合は月経は発来しません。卵は男性の精子と違って有限資産で出生後に増えることはありません。排卵は原則として月１個ですが、優良卵子を選別するために月に５００個前後消費すると考えられています。

女性は生涯に平均５００回の月経が発来します。となれば消費する卵は５００×５００×２＝５０００００で、一年12か月で除すると41・７ですから、40年程度で出生時の原始卵胞を使い切ります。在庫がなくなればエストロゲンは分泌されなくなります。副腎皮質、脂肪組織もエストロゲンを産生しますが卵巣と比べると極めて少量で月経を起こすことができません。このため卵を使い切ると閉経します。初潮から閉経までの期間は原始卵胞は主として脳下垂体の卵胞刺激ホルモン（ＦＳＨ）の刺激で成熟して相応の卵胞ホルモン（エストロゲン）を分泌します。発育が良ければエストロゲンの分泌量は増加します。十分に発育すると脳下垂体の黄体化ホルモン（ＬＨ）の刺激で排卵します。排卵した後の卵の殻は黄体になってＦＳＨ、ＬＨの刺激でエストロゲンと黄体ホルモン（プロゲステロン）を分泌します。この、一連の卵巣機能はストレスなど、妊娠にふさわしくない環境では抑制・停止します。この際、卵胞の発育に起因するエストロゲン分泌が低下すると若い女性でも内分泌学的に更年期状態になります。

更年期障害（ＩＣＤ－10ではＮ９５１病型に規定）は閉経前後（日本人の平均閉経年齢は51歳です。２５００年前の漢方医学書には49歳と記載されていますので、人類が進化しても卵の保有数は増えていないことになります）の卵巣の原始卵胞の減少ないし枯渇に起因する卵巣の機能低下・停止によるエストロゲン分泌の減少・欠乏とそれに連動するネガティブフィードバックによる脳下垂体のＦＳＨ、ＬＨ分泌の増加による下垂体－卵巣系機能〝変動〟（加齢による生理的現象ですから〝異常〟の表現は適切ではありません）が原因になって発症する身体症状としての自律神経失調症状が更年期障害の本態と理解されてきました（假野、1999）[1]。

しかし、この疾患概念には大きな問題があります。精神疾患の操作的診断基準と同じように症状を重視して発症原因のエストロゲン分泌動向を軽視しているからです。このため、エストロゲン補充療法の適応はホルモン値より症状が重視されています。また、「更年期障害」は同年代に発症する退行性疾患の統括病名にもなっています。

この観点から「更年期障害」のなかで私が最も疑問に思っているのは精神神経症状として

の「更年期うつ病」です。同症は不眠、抑うつ気分などの症状が更年期不定愁訴と共通するので更年期障害に含められています。しかし、近年では「更年期うつ病」は単なるうつ病（単極性うつ病）ではなく多くの病型があり、またエストロゲン欠乏が主原因ではなく、環境、社会、文化の変化に起因するストレス、さらには新生児期・幼児期に遡る養育環境が原因で発症する各種精神疾患の総括病名である事が明らかになってきました。

精神病＝うつ病、とする最近の風潮は大変に問題で社会に弊害をもたらしています。もとより、それらの精神疾患は更年期の女性に特異的な疾患ではありません。古代から女性の精神疾患は非医学的で差別的に扱われてきました。したがって、「更年期うつ病」を更年期障害とすることは不適当です。さらにエストロゲン欠乏は以上の自律神経失調症や精神疾患だけでなく骨粗鬆症、高脂血症などの発症・増悪要因にもなるのでそれらも更年期障害に含まれてきました。しかし、更年期に発症してエストロゲンによって病状が変動する疾患のすべてをエストロゲン起因性と認定して更年期障害に一括してエストロゲン補充療法で治療する事には無理がありました。

本来、更年期障害の疾患概念は閉経前後に発症（増悪）する女性に特有な病気を意味します。しかし、以上の疾患は同年代の男性も高い頻度で発症するので女性特異的ではありません。したがって、更年期の病気を原因を軽視して性、好発年齢といった疫学要因を重視して何でもかんでも更年期障害と決めつける〝丼勘定〟で〝更年期〟という暗いイメージで潤色する事は女性差別と言われても仕方ありません。

更年期の定義は閉経前後10年程度とされています。この年代の女性に特異的に発症する疾患が更年期障害でした。となると慢性疾患の発症率が高い年代ですから更年期病は多彩な諸疾患を含みます。女性はこの時期に必ずそれらの何らかの疾患を発症します。このため、更年期年代の女性が体調の不調を訴えると急性疾患でなければ「それは更年期障害だ」と決めつけられます（特に男性から）。その決めつけ（診断）は更年期年代に発症する障害（疾患）という意味では用語的に間違っていませんが、更年期障害の病名は暗いだけでなく、軽い印象があるので重篤な疾患ではないと認識される事が問題です。

　その中には自殺や犯罪の原因になる精神疾患、骨折の原因になって寝たきりになる可能性がある骨粗鬆症、即、生命の危機に瀕する脳卒中や冠状動脈疾患と密に関連する高血圧症、高脂血症など男女に共通する〝あぶない〟病気が数多く含まれています。たしかに、それらの疾患はエストロゲン分泌が減少した女性での発症リスクが男性より高いことは間違いありませんが、それらの疾患を更年期障害として実病より甘く考えて、早期の対応を誤るか手遅れにすると、生命の危険に瀕する、寝たきりになってＱＯＬ（人生の質）、ＡＤＬ（日常生活動作）を大幅に低下させて余生を棄損する結果を招きます。

　女性は成長するにしたがって新生児期、乳幼児期、小児期、思春期、性成熟期、更年期、老年期と年齢的に疫学区分されるのに対して、男性は新生児期、乳幼児期、思春期までは同じですが、その後は青年期、壮年期、老年期に区別されます。つまり、男性には更年期という年齢区分はありません。閉経という劇的な転機があるという理由で女性だけ更年期という年齢的な疫学区分があるのはおかしいのです。その典型症例として本書では性成熟期の女優グウィネス・パルトローの更年期障害を論じました。

以上の認識から、本書では原因論・疫学論的に疑問が多い更年期障害の大雑把な分類を解体して、とりあえず、（更年期）自律神経失調症、（更年期）精神疾患、（更年期）骨粗鬆症を従来の更年期障害から独立させてエストロゲン依存性に留意しながら疾患特異的に考察することで更年期障害としての一括が誤りであることを証明することを本書の目的としました。本心は（更年期）も付けたくありませんでした。

みなさんは本書が対象にした三疾患は相互にあまり関連性がないと思うでしょう。しかし、その非関連性が私の「更年期障害は存在しない」理論の証明に重要な疾患特性になっています。三疾患は年齢疫学的には〝更年期〟の障害ですがエストロゲンの関与度が異なります。「更年期自律神経失調症」は依存愁訴と非依存愁訴が混在します（部分依存疾患）。「（更年期）精神疾患」はほとんど関連がありません（非依存疾患）。「（更年期）骨粗鬆症」は密に関連します（完全依存疾患）。皮肉なことに最も更年期障害と関連が薄いと考えられる整形外科疾患の骨粗鬆症がエストロゲン依存疾患という意味で真の更年期障害です。したがって、三疾患の病因、病態を相互に比較しながら解析すれば更年期障害一括病名の矛盾を明らかにできると考えました。当初は部分依存疾患の認知症、高脂血症、頭痛、肥満症も企画しましたが紙面という物理的理由で今回は断念しました。続編として出版するつもりです。

尚、更年期心身症は以前の私の著書（假野、1999）[1]ではメランコリー親和性更年期障害と気分変調親和性更年期障害と〝更年期〟を意識して粗分類しましたが、本書では婦人科的〝丼勘定〟をやめて精神医学に整合させるために単極性うつ病、非定型うつ病、双極性障害、人格障害、解離性障害、パニック障害としてより具体的な精神疾患として解説します。尚、今回省略した人格障害の他の病型、発達障害（アスペルガー障害）さらには統合失調症も「更年期うつ病」と大いに関係がありますが、それらも〝物理的理由〟で断念しました。

　ところで、近年、健康食品やサプリメントなどに関心が高まり代替医療として注目されています。世の中が不景気になると自己防衛意識が高まって自身の健康に過剰に配慮するようになります。その認識と理解が医学的に正しければ好ましい現象ですが、私は最近の健康食品・サプリメント業界の営業方針を危惧しています。商業主義に毒されて意図的な誇大広告を繰り返しているからです。「個人の感想です、効能が実証されている訳ではありません」とテロップで断りを入れてはいますが、効能に対する宣伝は誇張・断定的で一般の人は〝感想〟通り効くと信じてしまいます。テロップを入れれば「誇大広告」が免罪され詐欺罪にも問われません。薬価収載された漢方薬で同じような宣伝を打てば、薬事法違反の刑事事件になって警察の捜査を受けることになります。

　一方で、〝極端もの〟、〝軽もの〟を売れ筋と信じている出版業界はその誇大広告を煽っています。一例をあげれば、薬剤の副作用を危惧する人がより過敏に反応する事を面白がってか、生活習慣病の治療として極端な粗食療法や大した効能が期待できないサプリメントをセンセーショナルに勧める書籍が氾濫しており、その中には大ベストセラーになって大変強い影響力を発揮しているものがあります。しかし、それらの大半はエビデンス（医学的証拠）がないか極めて不十分です。たまたまうまくいった（患者の〝感想〟）症例報告を網羅的に羅列して、はじめから〝結論ありき〟の御都合主義できれい事ばかりを並べて都合の悪い事実は隠匿する構成が多く、あまりに小説的で非科学的です。

漢方医学には以下のような生薬の上薬、中薬、下薬という毒性概念があります[1]。

◆上薬：君薬の別称があり、生命の健康維持に必要不可欠で、副作用はないとされています。120種類ありますが、現在薬価収載されたエキス顆粒に含まれている代表的な生薬は、滑石・人参・甘草・牛膝・車前子・麦門冬・沢瀉・五味子・茯苓・阿膠・竜骨などです。このなかでよく誤解されますが、生薬の〝人参〟はウコギ科のオタネニンジンで、食用人参はセリ科の別植物です。

◆中薬：臣薬の別称があり、使用法、長期連用によって副作用が発現する生薬です。薬価収載されたエキス顆粒に含まれている代表的な生薬に、石膏・葛根、柴胡、麻黄・当帰・芍薬・牡丹皮・呉茱萸・厚朴などがあります。

◆下薬：佐使薬の別称があり、副作用の発現確率が高く、必要な時以外は投与してはならず、連用を避けなければならない生薬です。妊婦には禁忌です。漢方方剤の主たる薬効は下薬・中薬が担っており、上薬はそれらの副作用を軽減する任務を果たしています。そのような意味では下薬・中薬が構成生薬の中核です。下薬の代表的な生薬は大黄（タデ科ダイオウ）と半夏（サトイモ科カラスビジャク）です。

漢方薬には単一生薬の方剤は存在しません。全て複数の生薬を組み合わせています。医食同源ですから食物にも生薬の毒性理論が当てはまります。漢方医学は同じ食物を連続して長期間食する事を戒めています。昔の人は栄養・健康面に効能を示す食物は長期間食すると中薬的な毒性が現れる事を経験的に学んできたのです。すなわち、一般的には長期に食しても副作用が発現しない上薬的食物は栄養学的に価値があっても薬理学的（栄養学と同じではない事に注意が必要です）効能はないか極めて低いのです。健康・自然食品主義者は薬理学（関連法は薬事法）と栄養学（食品衛生法）の差異を理解していません。漢方医学が認める「食べれば食べるほど健康になる」上食品があります。ナンバーワンは桃、ナンバーツーはチェリーです。

漢方方剤の薬理効果の主役は中薬・下薬が担います。いずれも、副作用は避けられません。毒性がない薬物は疾病に効能を果たしません。薬効があって副作用がない生薬は存在しないのです。それゆえ、単一成分のサプリメントは上薬的〝食物〟ないし中薬的〝食物〟です。生薬毒性理論で考えれば薬効がないか毒性を有する事になります。漢方薬も時に恐ろしい副作用が発現します。毒性がなければ薬物として効能を果たさないと考えて下さい。毒を以て毒を制します。効能と毒性の折り合いをつけなければならない局面で医師の力が問われます。

本来、慢性疾患・生活習慣病は食事療法が薬物療法に優先する第一選択治療法です。本書は安全神話に悪乗り・増長した医学的に根拠がない食事療法、健康食品、サプリメント、怪しい薬を問題視する事も目的としました。前述した生薬毒性理論から考えて副作用がない単一生薬のサプリメントで慢性疾患の治療ができるはずはありません。最高のサプリメントは複数の生薬を組み合わせて毒性を減じて有効性が担保されて保険薬として薬価収載された漢方方剤です。無効薬や毒性が強い方剤は２０００年以上の歴史で淘汰されてきました。現在薬価収載されているのはその歴史的淘汰に耐えて生き残った方剤です。その漢方薬でも単独では慢性疾患を治療できない現実を理解して冷静に健康食品・サプリメントを評価しなければなりません。

いずれにしても、本書は医学的アカデミズムを失わないためにあくまでエビデンスがある治療法だけ記述するように心がけました。私は現役臨床医の時から症例報告論文は唯我独尊、我田引水になりやすいのであまり好きではありませんでした。このため、本書では症例報告的記述はあえて忌避しました。また、論拠はエビデンスを明らかにしていない一般向け書籍ではなく可能な限り専門医学者のレフリーによる審査を受けた医学書・論文に限定しました。この様な事情もあって２６９編の参考論文を引用したので大変読みにくい書物になってしまったと反省しています。私の意図をご理解の上でご容赦ください。薬物の適応、副作用、禁忌は薬事法に従いました[2]。

尚、本書の精神疾患を中心に「ワガママ」、「ジコチュウ」、「キョクチュウ」という非医学的表現が頻繁に出現しますが、これは著者の精神疾患の診断に必要不可欠な自己中心主義の診断基準で[3]「ワガママ」は軽症、「ジコチュウ」は中等度症、「キョクチュウ」は重症を意味しています。

第一章　(更年期)自律神経失調症

【序論】

通常、狭義の更年期障害は本症を意味します。しかし、実地臨床上は精神疾患、骨粗鬆症、高血圧・高脂血症、頭痛、肥満症が本症との共通症状を根拠に更年期障害と診断されています。確かにそれらの疾患のなかにはエストロゲン補充療法(ＨＲＴ)で症状や病況が改善する症例が存在します。しかし、根治治療にはならないので治癒や完全寛解は望むべくもありません。愁訴が改善しても各種検査所見が改善しないのにＨＲＴに拘り続けると最悪の場合は死亡、寝たきりになる可能性があります。冒頭にも述べたように内分泌学的に純粋な更年期障害は骨粗鬆症です。これに対して、本症はエストロゲン部分依存症なので〝半更年期障害〟です。更年期に発症して、エストロゲン依存性愁訴を有する疾患＝更年期障害、とする単純思考は医学的に誤りです。同様な認識で更年期障害をホルモン療法や他の西洋薬療法を〝感情的〟に嫌って食事療法、サプリメントやエビデンスがない民間療法で対応する事はさらに危険です。本症の診断と治療に際してはあくまで身体症状としての自律神経失調症状を重視します。精神症状を併発している場合は最初から次章の(更年期)精神疾患を疑います。

【歴史】

女性の平均寿命が閉経期以降驚異的に伸びたのは20世紀になって、それも第二次世界大戦後のことです。それ以前は分娩や〝更年期障害〟で亡くなる人が多かったので更年期年代の女性は少なかったのです。昔から更年期障害は生活が豊かな自己主張が強いジコチュウの人に多いとされてきました。このため和を尊び、他人奉仕的で、我慢強く勤勉な日本人女性には存在しなかったとさえ言われていました。わが国の女性はほてり、発汗、冷え、不眠、肩こり、頭痛などの諸症状は女の性《さが》と諦観して辛抱してきました。このような民族的事情で、それらの症状が歴史的な著名人に重度に発現しても病気としては認定されなかったので歴史に残る事はありませんでした。

このため歴史的に本症と認定された女性のほとんどは精神疾患です。日本で有名なのは淀君です。彼女は徳川家との覇権争いの最中に更年期障害のピークを迎えたために家臣の人心を失い、それが関ヶ原の合戦以後の豊臣家の滅亡の原因になったとされています。大阪城で自害した時は49歳でした。しかし、歴史の趨勢に影響を与えたほどの病状ですから、彼女が更年期自律神経失調症だったとは考えられません。私は残された彼女の言動にジコチュウ症状が認められるので〝更年期〟に発症ないし病状が悪化した「(更年期）精神疾患」のなかの双極性障害ないし境界性人格障害であった可能性が高いと考えています。更年期の病気をすべて更年期障害に帰する悪例の典型といえるでしょう。

【疫学】

現在、我が国には閉経（51歳）前後10年間の女性は２０００万人いるとされていますが、そのなかで80%がエストロゲン減少ないし欠乏に起因する自律神経失調による心身の不調を訴えて仕事や生活に支障をきたしていると推測されています[4]が、その中で医療機関に受診して更年期障害と診断されて治療を受けているのは20〜30%程度と考えられています。現代でも大半の人が我慢しているのです。この日本人の辛抱強さも骨粗鬆症に効能が高いＨＲＴが普及しない一因と考えられています。

【原因】

加齢によって卵巣の原始卵胞が減少、枯渇する事でエストロゲン（エストロン：E_1、エストラジオール：E_2）分泌が減少、欠乏してその結果としてのフィードバックによって下垂体の卵胞刺激ホルモン（ＦＳＨ）、黄体化ホルモン（ＬＨ）の分泌が亢進する事が本病型の原因とされてきました。私は本症の症状である16クッパーマン不定愁訴（表１）（Kupperman et al, 1953）[5]のホルモン依存性を独自に調べました。対象はエストロゲンが低く、ＦＳＨ、ＬＨが高い閉経１年前後の１１５例と、エストロゲンが高く、ＦＳＨ、ＬＨが高値を示す性成熟期の排卵周期の排卵期１０６例です。その結果、ホルモン値と有意な相関が認められたのは以下の愁訴でした（假野、西川、1984）[6]。

◆低E_2：ほてり、発汗、冷え、手足の痺れ、入眠障害、浅眠、易興奮、神経質、肩こり。

◆高ＦＳＨ：ほてり、発汗、入眠障害、浅眠、易興奮、易疲労。

◆高ＬＨ：ほてり、入眠障害、易興奮、神経質、易疲労、肩こり、頭痛。

以上の研究で注目すべきは性成熟期の女性でも更年期の婦人と同じ確率で更年期症状が発

現している事実です。したがって、クッパーマン更年期愁訴は更年期に特異的な症状ではありません。

私は個人的には3ホルモンの中ではE_2が主役でFSH、LH高値はE_2低値の結果と考えていますので病因的な意味は低いでしょう。いずれにしても、以上の愁訴の内分泌学的な発症機序の詳細は明らかになっていません。以上の内分泌学的要因だけでなく加齢と関係した社会・文化的背景に起因する心理的ストレッサーも原因になっていると思います。具体的には老化による女としての焦り、不安、リストラ関連の夫の雇用・収入などの経済的不安、夫の女性関係、子供のいじめ問題、子供の受験・就職・結婚問題などの社会的要因、嫁姑問題、親・兄弟との不和、病気・死亡などの家族的要因による枚挙に暇がない諸問題が遺伝要因、環境要因の関与を受けながら自律神経、神経伝達物質などの異常を介して発症に関係していると思われます。また、食事要因も無視できません。ダイエット、極端な偏食、健康食品・サプリメントに対する異常なこだわりなども原因になります。以上の諸問題は更年期自律神経失調症より、病前性格とリンクして次章の更年期精神疾患の原因としてより重要な意味があります。

【症状】

更年期不定愁訴には多くの愁訴が提示されていますが、本書では古典的な主訴である表1に示したクッパーマン更年期不定愁訴に集約しました（表1）。自律神経失調症状（身体症状）と精神症状が混在しています。すべての愁訴を婦人科疾患の更年期障害の症状とするの

表1　クッパーマン更年期問診票

	愁訴	軽度	中等度	重度
1	①のぼせ			
	②発汗			
	③冷え			
	④息切れ			
2	⑤手足の痺れ感			
	⑥知覚障害			
3	⑦入眠障害			
	⑧浅眠			
4	⑨易興奮			
	⑩神経質			
5	⑪うつ気分			
6	⑫めまい・嘔気			
7	⑬易疲労			
8	⑭肩こり・腰痛			
9	⑮頭痛			
10	⑯動悸			
11	★蟻走感			

★：著者独自設定

は最初から無理がありました。このなかには最初から精神疾患、骨粗鬆症、一次性頭痛、高血圧症、認知症などを疑うべき愁訴が少なくありません。近年、更年期精神疾患は増加して総数は更年期自律神経失調症を凌駕しています。したがって、（更年期）精神疾患を更年期障害として婦人科医が診療の中心を担うのは無理で精神科専門医によるフォローが絶対に必要です。

各愁訴について具体的に述べていきますが、私は〝ほてり・発汗〟、〝冷え・のぼせ〟、〝冷え症〟以外はエストロゲン依存性愁訴ではないと考えていますので、その他の愁訴は最初から本症の症状と断定しない方がよいと思います。

①のぼせ、②発汗

同時に発現する事（hot flash）が多く自律神経（血管運動神経）失調症による皮膚の表面付近の血管拡張が原因で主として顔や首に発現します。〝のぼせ〟は数十秒から数分持続して大量の汗を伴います。〝カー〟とした後に〝汗〟をかきます。極論すると本愁訴が更年期自律神経失調症（更年期障害）に特異的な唯一の症状といえます。

③冷え

反対に血管の収縮が原因で主として下半身や下肢に発現します。また、同愁訴は「パニック障害」でも発現します。しかし、「パニック障害」の冷感は単なる〝冷え性〟ではなく〝全身の血が引く〟感覚です。パニック障害は心悸亢進・動悸、呼吸困難などを併発した10分以内の発作という特徴を有しているので鑑別は容易です。「①のぼせ」とセットで発現する〝冷えのぼせ〟も本症に特異的です。以上の3症状は典型的な低エストロゲン、高FSH、LH依存性愁訴です。

④息切れ

循環器系の失調に起因する全身の酸素不足を補うための症状です。更年期に特異的に発現する場合はエストロゲン低下による血管運動神経の失調に起因しているとされ、パニック障害の〝息苦しい〟は頻脈・動悸を併発して10分以内の発作です。

⑤手足の痺れ、⑥知覚障害

エストロゲン依存性の感覚神経の失調症状と考えられていますが、私は精神・神経疾患との関連が強いと考えています。また、「⑤手足の痺れ」は「パニック障害」の過換気症状としても発現しますが短時間で発作性なので鑑別は容易です。

⑦入眠障害、⑧浅眠

エストロゲン、FSH依存性を証明できない場合やHRT無効症例は「単極性うつ病」の精神症状と考えるべきです。また、両愁訴が主症状の場合はエストロゲン依存性が認められても「単極性うつ病」を強く疑います。

⑨易興奮、⑩神経質

「⑦入眠障害」、「⑧神経質」と同様に当初から本症の症状としてではなく「双極性障害」や「人格障害」の躁症状ないし興奮性、衝動性、焦燥性、緊張性症状と考えます。

⑪うつ気分

全ての精神疾患に関連する精神症状ですから精神疾患の除外鑑別診断を優先します。閉経周辺期では本愁訴の発現率が高くなり、閉経後は次第に軽減する事が知られています。[7] エストロゲンレベルが低値安定するためと考えられています。

⑫めまい

中枢性と末梢性に分類され、前者は浮遊性で、内耳や前庭の機能失調で発症し、高血圧でも発現します。エストロゲンとの関連は不明ですが、高血圧症の原因になる血管の器質的異常と関連している可能性があります。後者は回転性で脳幹、小脳の異常に起因しますが、エストロゲンの関与は限定的で、老化に起因した脳と血管の器質異常に起因すると考えられています。「パニック障害」の初期症状としても重要です。

⑬嘔気（悪心）

本愁訴も中枢性と末梢性（消化器の異常）に分類されますが、更年期発症の場合は両者が相半ばします。まず、消化器疾患の除外鑑別診断を行った後に各種気分障害、人格障害、不安障害の身体症状の除外鑑別診断を行います。

⑭易疲労

老化による中枢性ないし末梢性の生理機能の減退ないし異常が主因ですが、気分障害や人格障害と関連した精神症状の可能性もあります。「シンドイ、シンドイ」はジコチュウ性疾患の双極性障害、人格障害、アスペルガー障害の頻発愁訴です。また、慢性疲労症候群の除外鑑別診断も重要です。

⑮肩こり

原因は諸説あって未だ定まっていませんが、頭や腕を支える諸筋肉の持続的緊張による筋肉の硬化に起因する局所循環障害が原因と考えられています。更年期発症または増悪例は加齢によって循環障害が増悪するためでしょう。感冒の初期症状や筋緊張型頭痛との除外鑑別診断も必要です。

⑯腰痛

外傷性による神経障害、炎症性、腫瘍性を除外できる更年期腰痛の成因は肩こりと同じです。しかし、骨粗鬆症による腰椎圧迫骨折が原因になっている可能性も高いので、その場合は骨粗鬆症の検査を進めます。また、気分障害の身体症状との鑑別も必要です。

⑰頭痛

片頭痛や緊張型頭痛は女性に多い愁訴です。それらと男性に多い群発頭痛の除外鑑別診断を優先します。それらの原因として神経、血管、脳、筋肉の異常の諸説が提唱されています。

⑱動悸

エストロゲン低下を含む老化による退行現象としての心・血管異常に起因します。もちろん「高血圧症」も密接に関係しています。また、「パニック障害」の代表的症状でもあります。

⑲蟻走感

知覚神経異常であり、著者はエストロゲン依存性の自律神経失調身体症状の可能性が高いと考えています。

【検査】

1　クッパーマン指数

表1のアンケート票に患者に軽症、中等度、重度を自己判定して記入してもらいます（表1）。①ほてり、②発汗、③冷え、④息切れの血管運動神経失調症状には軽症4点、中等度8点、重度12点を、⑤手足の痺れ、⑥知覚鈍麻、⑦入眠障害、⑧浅眠、⑨易興奮、⑩神経質の神経失調症状には軽症2点、中等度4点、重度6点を、その他の愁訴には軽症1点、中等度2点、重度3点を配点して総計したのがクッパーマン指数です。16点以上で更年期障害と診断します。配点にはエストロゲン依存性愁訴が重視されていますが、それ以外の複数の愁訴が重度だと他の疾患が更年期障害と診断される可能性が高くなります。

2　東邦大式抑うつ尺度（SRQ－D）[8]

抑うつ度判定のアンケートです。表2の質問票に重症度は患者さんに自己判定して記入してもらいます（表2）。②、④、⑥、⑧、⑩、⑫の質問は患者さんに精神疾患の検査と思われないように意図した意味がないダミー質問です。それ以外の「時々」1点、「しばしば」2点、「常に」3点を配点して総計したのがSRQ－D指数です。16点以上でうつ傾向ありと診断しますが、「単極性うつ病」以外の精神疾患の場合は16点以上にならない症例が多く

表2　SRQ-D質問票

質問	いいえ	はい		
		時々	しばしば	常に
①身体がだるくて疲れやすいですか				
②騒音が気になりますか				
③最近気が沈んだり気が重くなることがありますか				
④音楽を聴いて楽しいですか				
⑤朝のうちに無気力ですか				
⑥議論に集中できますか				
⑦首筋や肩が凝って仕方ないですか				
⑧頭痛もちですか				
⑨眠れないで朝早くに目覚めることがありますか				
⑩事故や怪我をしやすいですか				
⑪食事が進まず味がないですか				
⑫テレビを見て楽しいですか				
⑬息が詰まって胸苦しくなることがありますか				
⑭喉の奥に物がつかえている感じがしますか				
⑮自分の人生がつまらなく感じますか				
⑯仕事の能率が上がらず何をするにも億劫ですか				
⑰以前にも現在と似た症状がありましたか				
⑱本来は仕事熱心で几帳面ですか				

なることに注意が必要です。

3　内分泌学的検査

ホルモン依存性愁訴にホルモン補充療法を行うために必須の検査です。本症の診断、治療効果の判定には血中E_2、ＦＳＨ、ＬＨ値に重要な意味があります。エストロゲンにはエストロン（estrone; E_1）、エストラジオール（estradiol; E_2）、エストリオール（estriol; E_3）の3分画がありますが検査としては最も女性ホルモン作用が強いE_2に臨床的意味があります。3ホルモンとも測定時期が重要です。E_2は最も多く分泌される時期に、ＦＳＨ、ＬＨは最も分泌が少ない時期を選択して測定します。有経婦人の排卵月経周期ではいずれも排卵前期に多く分泌されます。ただし、排卵周期を確認するために基礎体温を計測する、排卵後に分泌されるプロゲステロン（progesterone; P_4）を測定する、のは面倒で患者さんに負担がかかるので、E_2は排卵周期でも無排卵周期でも排卵周期の場合に最も分泌量が多くなる月経周期14日前後に、ＦＳＨ、ＬＨは月経周期5日目周辺（月経中でも構いません）に測定日を設定します。閉経婦人では随時です。

一般的な診断基準は定まっていませんが、私は更年期愁訴が発現しやすい各ホルモンの更年期診断レベルを以下のように設定しています。

◆E_2：20pg／ml以下

◆ＦＳＨ：50mIU／ml以上（１００mI／ml以上で重症）

◆LH：50mIU／ml以上（100mIU／ml以上で重症）
ただし、以上の診断値は生理的変動値で異常値ではないのでホルモン依存性の不定愁訴がない場合は治療の対象にはなりません。HRTでE_2が上昇するか、FSH、LHが低下して愁訴が改善した場合はHRTが有効と判定します。E_2よりFSH、LHの方が反応性は良好です。逆に改善しなかった場合はその時点で本病型を否定します。

【診断】

更年期自律神経失調症の診断基準はクッパーマン指数が16点以上で、入眠障害、浅眠、易興奮、神経質、うつ気分などの精神神経症状が主症状ではなく、SRQ－Dが16点未満の症例です。16点以上ないしSRQ－Dのスクリーニングに含まれない精神神経症状が発現している症例は精神疾患と診断します。また、ホルモン依存性愁訴がない腰痛が高度な症例では骨粗鬆症の検査を優先します。頭痛については神経内科的なアプローチで一次性頭痛の片頭痛、筋緊張型頭痛、群発頭痛を診断します。いずれにしても、それらを意識した厳密な診断を行えば関連疾患の診断率が高くなり更年期自律神経失調症の診断率は低くなるのは間違いありません。

【治療】

本症の治療法は各種ありますが、本稿ではエビデンスがあり保険治療に認定されているホルモン補充療法と漢方療法を中心に解説します。尚、TMは先発メーカーの商品名で適応、禁忌は薬事法に従いました。[2]

1　ホルモン補充療法（HRT、ERT）

《序論》

欧米の卵胞ホルモン療法の歴史は40年以上にも及び、中高年女性の30％が施療されています（太田、2000）[9]。しかし、我が国では10％程度の施療率にとどまっています。その理由は日本人女性が我慢強いためと、乳癌や子宮体癌を危惧するためと考えられています。

《エストロゲン製剤》

HRTで最も投与頻度が高いのは天然型E_1、E_2を含有した結合型エストロゲン（CEE：プレマリン™*：ファイザー）です。その至適投与量は0・625mg／日ですが、最近では服薬コンプライアンスに配慮して0.3mg／日が推奨されています。経口服用するとE_1は体内で17βヒドロキシナーゼによって水酸基が1つ外れて17βエストラジオールに変換されて強力なエストロゲン作用を果たします。17βエストラジオール製剤は貼付薬（テープ）と塗布薬（ジェル）として使用され、テープにはエストラーナ™（久光）、塗布薬にはディビゲル™（持田）、ジェルにはル・エストロジェル™（ポーラファルマ）があります。

E_3はE_2に変換されず、最も活性が低いので性器出血や乳房緊満感などの副作用発現率が低いために高齢者のよい適応になっています。本製剤は骨粗鬆症を適応に薬価収載された最初のエストロゲン製剤（エストリオール™：持田）です。通常は2mg／日を経口服用しますが生物活性はCEEの1／10であり、骨量増加作用は1／2です。

◆プレマリン錠０・６２５mgTM

〈適応〉老人膣炎、小児膣炎、非特異性膣炎、卵巣欠落症状、卵巣機能不全症、更年期障害、機能性子宮出血[2]

〈副作用〉◇軽症：乳房緊満感、性器出血、悪心・嘔吐、◇重症：血栓症

〈禁忌〉①エストロゲン依存性腫瘍（乳癌、子宮内膜癌）・その疑い、②乳癌の既往歴、③血栓性静脈炎・肺栓塞症・その既往歴、④動脈性の血栓栓塞症（冠動脈性心疾患、脳卒中等）・その既往歴、⑤本剤に過敏症の既往歴、⑥妊婦・妊娠している可能性の婦人、⑦重篤な肝障害、⑧診断の確定していない異常性器出血[2]

〈後発製剤〉なし

◆エストラーナテープ０・７２mg９cm²TM

◆ディビゲル１mgTM

◆ル・エストロジェル０・０６％TM

〈適応〉更年期障害・卵巣欠落症状に伴う次の症状／血管運動神経症状（Hot flush および発汗）、泌尿生殖器の萎縮症状。閉経期骨粗鬆症[2]

〈副作用〉◇軽症：乳房緊満感、性器出血、悪心・嘔吐、貼付または塗布部位の皮膚症状、◇重症：血栓症

〈禁忌〉①エストロゲン依存性腫瘍（乳癌、子宮内膜癌）・その疑い、②乳癌の既往歴、③血栓性静脈炎・肺栓塞症・その既往歴、④動脈性の血栓栓塞症（冠動脈性心疾患、脳卒中等）

・その既往歴、⑤本剤に過敏症の既往歴、⑥妊婦・妊娠している可能性の婦人、⑦重篤な肝障害、⑧診断の確定していない異常性器出血②

〈後発製剤〉なし

◆エストリール錠100γ0.1mg、エストリオール錠0.5・1mg TM

〈適応〉更年期障害、老人膣炎、小児膣炎、非特異的膣炎、子宮頸管炎、子宮膣部びらん。

[0.5mg錠・1mg錠のみ] 老人性骨粗鬆症②

〈副作用〉◇軽症：乳房緊満感、性器出血、悪心・嘔吐、◇重症：血栓症

〈禁忌〉①エストロゲン依存性腫瘍（乳癌、子宮内膜癌）・その疑い、②乳癌の既往歴、③血栓性静脈炎・肺栓塞症・その既往歴、④動脈性の血栓栓塞症（冠動脈性心疾患、脳卒中等）・その既往歴、⑤本剤に過敏症の既往歴、⑥妊婦・妊娠している可能性の婦人、⑦重篤な肝障害、⑧診断の確定していない異常性器出血②

〈後発製剤〉●エストリオール（富士、ポーラ）、●メリストラーク（東和）、●ホーリン（あすか）

《黄体ホルモン製剤》

通常、HRTはCEEで行いますが、エストロゲンによる子宮内膜増殖作用を懸念して黄体ホルモンとしてプロゲストーゲン製剤ないしプロゲスチン製剤と併用するのが一般的です。両製剤は子宮内膜癌リスクを低減しますが乳癌リスクは最近ではかえって高めると考えられるようになっています。また、黄体ホルモン製剤は抑うつ症状発現のリスクがあります。プ

ロゲストーゲンはプロゲステロンそのものですが、プロゲスチンはプロゲステロン様の作用を有する全ての製剤の総称です。プロゲスチンの多くは男性ホルモンのアンドロゲンから合成されます。このため、アンドロゲン作用を有するプロゲスチン製剤はエストロゲンの高脂血症に対する効能を低減するので我が国ではアンドロゲン作用が少ないプロゲスチン製剤の酢酸メドロキシプロゲステロン（MPA：プロベラ™：ファイザー）の2.5〜5.0mg／日の投与が一般的です。

◆プロベラ錠2.5mg™

〈適応〉無月経、月経周期異常（稀発月経、多発月経）、月経量異常（過小月経、過多月経）、機能性子宮出血、黄体機能不全による不妊症、切迫流産、習慣性流早産[2]。

〈副作用〉◇軽症：乳房緊満感、悪心・嘔吐、頭痛、◇重症：血栓症、心不全、ショック、乳頭水腫。

〈禁忌〉①脳梗塞、心筋梗塞、血栓静脈炎等の血栓性疾患・その既往症、②重篤な肝障害・肝疾患、③診断未確定の性器出血、尿路出血、④稽留流産、⑤本剤に過敏症の既往歴[2]。

〈後発製剤〉●メドロキノン（東和）、●ネルフィン（ポーラ）、●プロゲストン（富士）

《投与法と用法・用量》

HRTの施行初期にはエストロゲン単独療法（ERT）が行われましたが、最近では子宮内膜癌、乳癌リスクを低減する配慮で黄体ホルモン製剤の併用療法が一般的になりました。併用療法は連続同時併用療法、月経周期のホルモン動態を意識した前半卵胞ホルモン単独・

後半同時併用、21日間投与7日休薬の周期的同時併用療法などがありますが、著者は臨床時代は最後者を好んで行いました（假野、2011）[10]。治療中に消退性出血ないし破綻出血が起こった場合は7日間休薬します。エストロゲン製剤の単独療法の適応は原則として子宮摘出患者ですが、エストリオール製剤はほとんどの症例でプロゲスチン製剤を併用しない単独療法が行われています。

《卵胞ホルモン・黄体ホルモン併用療法》

①　連続同時併用療法

CEEは0・625㎎／日経口、17β-E_2テープは0・72㎎1枚を下腹部ないし臀部に貼付して2日毎に張り替え、17β-E_2ジェル製剤は1㎎1包を1日1回大腿部あるいは下腹部400㎠に塗布して、MPA製剤2.5㎎／日を連続的に投与します。

②　周期的同時併用療法

CEE、17β-E_2テープ・塗布薬は連続同時併用療法の用法・用量で28日間投与してMPA製剤を後半12日間併用して1週間休薬して繰り返す方法と同時併用療法を21日間行って1週間休薬して繰り返す方法があります。

2　漢方療法

西洋薬は病名による投与が原則ですが、漢方薬は個人の体格、体質を根拠に投与します。つまり、同じ病名でも個人によって処方する薬剤、漢方医学では方剤といいます、が異なります。この体質を「証」と言って、それに従って漢方薬を投与するのが随証療法です。その随証療法は歴史的に多くの学派が存在したために多数存在しますが、私が最も客観性と再現性が高く西洋医学と整合性が高いと考えている診断法は日本漢方の八綱、気・血・水弁証法（假野、2011）[11]です。八綱は虚実、陰陽、表裏、寒熱の8診断基準を意味しています。虚実は体力の質的充実度の診断基準で「虚」、「実」を診断します。陰陽は体力の量的充実度と病位の診断基準で「太陽」、「少陽」、「陽明」、「太陰」、「少陰」、「厥陰（けっちん）」を診断します。表裏は主病の存在部位の診断基準で、「表（外胚葉系臓器）」、「半表半裏（中胚葉系臓器）」、「裏（内胚葉系臓器）」を診断します。寒熱は生体のホメオスターシスが外的因子に錯乱されて、生体反応として生ずる症状が熱性か寒性かの診断基準で「一元寒」、「一元熱」、「上熱下寒」、「表熱裏寒」を診断します。

「気」の概念は先天的エネルギーを〝腎気〟、消化器・呼吸器から吸収する後天的エネルギーを〝宗気〟と規定し、両者を合わせたエネルギーを〝正気〟または〝元気〟と定義します。〝正気〟は中枢から末梢へ、上半身から下半身に循環します。この循環異常病態の「気虚」、「気滞」、「気逆」を診断します。「血」は西洋医学の血液成分、リンパ系、血管を含む血液循環器系の総合概念で「血虚」、「瘀血」を診断します。「水」概念は水分だけでなく電解質も含み、その偏在異常の「水毒」を診断します。

本症ではすべての「証」診断が重要ですが、婦人科疾患ではとりわけ「血」の「瘀血」、「血虚」と「水毒」が重要です。「冷え」では一元寒、上熱下寒（上半身のほてり、下半身の冷え：冷え・のぼせ）、表熱裏寒（外胚葉系臓器のほてり、内胚葉系臓器の冷え：下痢など）の鑑別診断が重要です。それぞれ適応方剤が大きく異なります。また精神疾患に最も相関性が高いのが「気」の異常です。「気虚」は〝正気〟が量的に不足した病況で、うつ気分、易疲労感、物事に驚きやすいなどの症状が発現します。「気滞」は〝正気〟が停滞して循環不全に陥った病況で、うつ気分、喉のつかえ、腹部膨満感などの症状が発現します。「気逆」は〝正気〟が逆流する病況で、動悸、怒責を伴う咳などの原因（假野、2011）[10]になります。私は「気」の異常と精神科諸疾患との関係は「気虚」は単極性うつ病と双極性障害のうつ病相症状さらには統合失調症の陰性症状と、「気滞」は双極性障害のうつ病相症状と、「気逆」は双極性障害の躁病相症状、統合失調症の陽性症状さらには人格障害の衝動性や攻撃性の亢進症状と高い親和性があると考えています。

3　クッパーマン愁訴に対する治療法

①ほてり、②発汗、③手足の痺れ、⑦入眠障害、⑧浅眠

いずれもエストロゲン依存性愁訴ですからファーストチョイスはＨＲＴです。ＨＲＴによってE_2が増加して、ＦＳＨ、ＬＨが低下して尚、無効や効能不充分な例は漢方療法を併用します。特に⑦「入眠障害」、⑧「浅眠」が主症状の場合はＨＲＴにこだわるべきではありません。「⑪うつ気分」[12]を併発するhot flashに対して後述する抗うつ薬のＳＳＲＩ、ＳＮＲＩが有効との報告がありますが、私は反対です。賦活症候群が発現して精神病状が悪化し、そ

の対策としてベンゾジアゼピン系の抗不安薬を併用しなければならなくなって薬漬けになる可能性があるからです。最近の製薬会社の商業主義に溺れたＳＳＲＩ信奉は困ったことです。

「①ほてり」、「②発汗」は漢方医学的には実証の太陽病と少陽病に高率で、寒熱は熱ですが、下半身の「③冷え」と併発する「冷え・のぼせ」は上熱下寒と診断します。気・血・水証は気逆、瘀血が高率に診断されます。全身性のほてりの一元熱証（下半身までほてることはまれです）に対しては実証の通導散、桃核承気湯、桂枝茯苓丸などの強力駆瘀血瀉剤が適応です。実・熱証では便は水分が吸収されるので便秘になります。これに対して「③冷え」では下痢気味の軟便になります。上熱下寒は加味逍遙散証です。同方剤の薬価収載エキス方剤には白朮製剤と蒼朮製剤があり鑑別処方が必要です[11]。蒼朮証は実、白朮証は気虚、裏寒です。裏寒は内胚葉系臓器の「冷え」で下痢などの消化器症状や胸腺（免疫）や甲状腺の機能低下症状が併発します。裏寒には真武湯、人参湯を、上半身はほてりが発現して下痢を呈する表熱裏寒には桂枝人参湯を投与します。「②発汗」は水毒が診断されて五苓散を併用する場合には本愁訴は外胚葉系水毒と考えられるので蒼朮五苓散（ツムラ社）の適応とします。

「⑤手足の痺れ」は夜間頻尿や腹診で臍下不仁（假野、2011）[10]が診断できれば八味地黄丸、牛車腎気丸に効能が期待できます。「⑦入眠障害」、「⑧浅眠」には気証を中心に弁証を進め、瘀血と水毒に配慮しながら、虚実、陰陽証によって方剤を決定します。気虚の症例は補中益気湯（白朮）、六君子湯（白朮）、気滞は香蘇散、気逆は実証では四逆散、抑肝散、虚証は抑肝散加陳皮半夏（白朮）が適応です。頓服処方の場合は「疲れ切って不眠」は酸棗仁湯、

「思い悩んで不眠」は抑肝散、「ほてって不眠」は黄連解毒湯です（假野、2001）[11]。ＨＲＴ、漢方併用療法が無効で入眠導入剤や抗不安薬が必要な場合は後述の「単極性うつ病」の可能性が高いと考えます。不眠と逆の過眠は双極性障害か人格障害の可能性が高くなります。

③冷え

卵胞ホルモン依存性愁訴ですが多くの症例でＨＲＴは奏功しません。このような症例には西洋医学的には血管拡張作用があるビタミンＥ療法が行われますが、著者は著効例の経験がありません。これに対して漢方方剤は著効します。虚証の太陰病に高率に発現するために当帰四逆加呉茱萸生姜湯、温経湯、当帰芍薬散が有名方剤です。腎虚が認められれば八味地黄丸、裏寒を合併すれば真武湯、人参湯が適応です。冷えに限らずE_2、ＦＳＨ、ＬＨ非依存性の愁訴へのＨＲＴの有効性は低いので漢方療法をファーストチョイスとします。

④息切れ

ＨＲＴの有効性は低く、漢方療法では症例によって苓桂朮甘湯、炙甘草湯が有効です。

⑥知覚障害

精神神経症状と考えられ、過敏、鈍麻、消失、痺れとして自覚します。ＨＲＴの有効性は高くありません。E_2値が上昇してＦＳＨ、ＬＨが低下して無効な場合は他の治療法を模索します。他の西洋医学的薬物療法にはビタミンB_{12}、副腎皮質ホルモン（ステロイド）、非ステロイド鎮痛消炎剤（ＮＳＡＩＤｓ）を投与しますが、更年期の症例には奏功例は少ないとされています。漢方方剤は真武湯が症例によって有効です。いずれも無効な場合は精神・神経疾患を疑います。また、呼吸器感染、消化器感染後の風邪症状の後に本愁訴が発現した場合は男性に多い疾患ですが、ギラン・バレー症候群の可能性があり、早期診断・治療が必要です。

⑨易興奮

多くは不安、恐怖、緊張症状として発現します。ＨＲＴが有効な症例も存在しますが、無効な場合はベンゾジアゼピン系ないしチエノジアゼピン系抗不安薬療法を処方します。前者の代表的製剤にアルプラゾラム（ソラナックス™：ファイザー、コンスタン™：武田）、後者はエチゾラム（デパス™：田辺三菱）があります。抗不安薬は（更年期）精神疾患の「パニック障害」で詳しく説明します。本愁訴は漢方医学的には気逆ですから、実証では四逆散、抑肝散、柴胡加竜骨牡蛎湯、虚証には抑肝散陳皮半夏（白朮）、桂枝加竜骨牡蛎湯が適応です。尚、本愁訴は瘀血と密接に関連しているので同証が診断できた場合は必ず駆瘀血剤を併用します。このため、柴胡加竜骨牡蛎湯は大黄が配合されているコタロー社かクラシエ社の方剤を選択します。また、全ての証に対応できる加味逍遙散は使いやすい方剤です。本愁訴に親和性が高い精神疾患はパニック障害のほかは双極性障害、人格障害です。統合失調症も除外できません。それらに対する診断・治療が必要です。

⑩神経質

ＨＲＴが有効な症例が存在します。漢方医学的には気逆、気虚だけでなく血・水の異常も関係します。気逆例には四逆散、抑肝散、気虚の症例には抑肝散加陳皮半夏（白朮）、補中益気湯、水毒が認められた場合には苓桂朮甘湯（白朮／蒼朮鑑別）、血虚、裏寒の症例では小建中湯が有効です。それらが無効な場合は更年期精神疾患（人格障害、双極性障害、パニック障害）と考えます。本愁訴はすべての精神疾患に発現します。

⑪うつ気分

閉経周辺期の症例にはＨＲＴが有効ですが、閉経後には無効なことが最近のランダム化比較試験で明らかになっています[14]。無効ないし改善が充分でない場合には漢方療法を併用します。特徴的な証は気虚と気滞です。気虚には補中益気湯、六君子湯、加味帰脾湯などの白朮製剤を投与します。気滞には香蘇散、半夏厚朴湯、柴朴湯を虚実証に応じて投与します。不安が強い場合は柴胡桂枝乾姜湯、温清飲、半夏瀉心湯、柴胡加竜骨牡蛎湯を併用します。以上の治療が無効な場合は更年期精神病と診断して適応に従った精神療法や抗精神病薬治療を行います。うつ症状は本書の対象としたすべての精神疾患に発現します。本症状を根拠にうつ病（単極性うつ病）と診断して安易に抗うつ薬を投与すると興奮性、攻撃性が高まって新たな病気を作ることになります（假野、2014）[3]。

⑫めまい・嘔気

めまいは回転性めまい（Vertigo）、浮動性めまい（Dizziness）、立ちくらみ（faintness）に分類します。回転性めまいは三半規管、前庭神経、脳幹など前庭神経核より末梢の障害で発現し（末梢性めまい）、激しい嘔気を伴うことがあります。浮動性めまいはよろめくような非回転性のめまいで、脳幹・小脳失調、高血圧などが原因です（中枢性めまい）。立ちくらみは起立性低血圧症の代表的な症状です。いずれに対してもＨＲＴの効能は限定的です。他の西洋薬療法は末梢性めまいに対する内服療法はメシル酸ベタヒスチン（メリスロン™：エーザイ）、ビタミンB_{12}（メチコバール™：エーザイ）、ジフェンヒドラミンサリチル酸（トラベルミン™：エーザイ）などの製剤の有効性が報告されています。悪心・嘔吐が著明な場合は嘔吐を止めて歩行可能状態にします。まず、メトクロプラミド（プリンペラン™：アステラス）の静注や炭酸水素ナトリウム（メイロン™：大塚）を5分以上かけて静注すれば1時間程度で改善します。漢方療法は利水剤が中心です。

本愁訴は天候と深く関係します。雨が降る前に気圧が下がる天候状況で発現率が高くなります。このような天候依存性のめまいには五苓散が有効です。水毒証が主証の場合は白朮・蒼朮製剤の鑑別が必要です（織田ほか、2000）[15]。気虚、気滞、気逆が認められる症例は苓桂朮甘湯がよいでしょう。西洋医学的見地からの適応は低血圧の場合は半夏白朮天麻湯（蒼朮）、高血圧症は釣藤散が有効です。本愁訴の中で末梢性のめまいには突発性難聴に注意します。また、本愁訴はパニック障害の初発症状として重要です。

⑬易疲労

ＨＲＴの効能はあまり期待できません。代替え西洋医学的治療には入眠導入剤、ビタミンB_{12}、Ｃなどがありますが決定的製剤はありません。漢方医学的には気虚、血虚、裏寒を伴う寒証で虚証が特徴的です。したがって、適応方剤は補中益気湯、人参養栄湯、十全大補湯、小建中湯、当帰芍薬散などに効能が期待できます。本愁訴が主症状で更年期治療が無効な場合は慢性疲労性症候群や単極性うつ病を誤診している可能性があります。慢性疲労性症候群は我国で0.3％の低い罹患率ですが、60〜70％が女性であることに注意します。単極性うつ病も女性に高率です。

⑭肩こり・腰痛

ＬＨ依存性愁訴ですからＨＲＴの効能が期待できますが私の経験では満足すべき症例は多くありません。肩こりは西洋医学的には筋肉の緊張が原因の循環不全で疲労物質が蓄積して、発現すると考えられています。理学療法として牽引療法、電気刺激療法、ホットパック療法が行われます。薬物療法としては神経ブロック、局所注射、ステロイド注射が行われますが、あくまでも重症時の対症療法で日常的な治療ではありません。非ステロイド消炎鎮痛薬（ＮＳＡＩＤｓ）なども頓服として用いられますが胃などへの副作用のために連日服用は現実的ではありません。エペリゾン塩酸塩（ミオナール™：エーザイ）の筋弛緩薬もよく投与されますが、私の経験では効能は漢方薬に劣ります。漢方医学では肩こりを頸椎周辺の〝項背強〟と肩甲骨周辺の〝翼状強〟に分類しています。双方とも西洋医学の筋緊張性頭痛と関係があります。項背強は風邪の初期などの太陽病診断に有名な証で葛根湯が適応です。葛根湯の薬価収載エキス剤はメーカーによって構成生薬量が大幅に異なることは知られていません。他の製薬会社より30％以上生薬量が多いクラシエ社の葛根湯がおすすめです。翼状強は少陽病診断の重要な証で柴胡剤が適応です。虚実証によって大柴胡湯、小柴胡湯、柴胡桂枝湯、柴胡桂枝乾姜湯を鑑別選択します。四逆散、抑肝散、加味逍遙散、補中益気湯も柴胡剤です。

腰痛は瘀血が認められれば桃核承気湯、疎経活血湯、寒証であれば当帰四逆加呉茱萸生姜湯、苓姜朮甘湯、腎虚が診断できれば八味地黄丸、牛車腎気丸が適応です。

⑮頭痛

ＨＲＴの有効性は個人特異性が高く症例によって大幅な差異があります。西洋医学は一次性頭痛は片頭痛、緊張型頭痛、群発頭痛に分類されます。片頭痛、緊張型頭痛は女性に高率でＨＲＴの有効性が高いのは緊張型頭痛です。漢方医学的には陰陽証を主証と考えると太陽病は葛根湯、少陽病は半夏白朮天麻湯（蒼朮）、太陰病は呉茱萸湯、水毒（雨が降る前）は五苓散（白朮／蒼朮鑑別）[13]、表熱裏寒は桂枝人参湯がよいでしょう。西洋医学病名を適応にすれば診断法はめまいと同様で、低血圧症は半夏白朮天麻湯（蒼朮）、高血圧症は釣藤散が適応です。

⑯動悸

自覚症状であって他覚症状ではなく、必ずしも頻脈とは関係がありません。ＨＲＴの有効性は低率です。神経原性で自律神経失調症状と考えられます。このために重症症例では抗不安薬が投与されます。このような症例では「パニック障害」、「双極性障害」、「単極性うつ病」との鑑別が必要です。漢方療法では当帰芍薬散、苓桂朮甘湯、炙甘草湯、桂枝人参湯の水毒、裏寒証の症例での有効性が報告されています。また、一部症例で黄連解毒湯の有効性も報告されています。

⑰蟻走感

表 3　クッパーマン愁訴の治療法

	愁訴	HRTの有効性	漢方薬
1	①のぼせ	◎	通導散、桃核承気湯、桂枝茯苓丸
	②発汗	◎	通導散、桃核承気湯、桂枝茯苓丸
	③冷え	△	当帰四逆加呉茱萸生姜湯
	④息切れ	△	苓桂朮甘湯、炙甘草湯
2	⑤手足の痺れ感	◎	八味地黄丸、牛車腎気丸
	⑥知覚障害	△	真武湯
3	⑥入眠障害	○	抑肝散、補中益気湯、酸棗仁湯
	⑧浅眠	○	抑肝散、補中益気湯、酸棗仁湯
4	⑨易興奮	○	四逆散、桂枝加竜骨牡蛎湯
	⑩神経質	△	四逆散、抑肝散、補中益気湯
5	⑪うつ気分	△	補中益気湯、加味帰脾湯
6	⑫めまい・嘔気	△	五苓散、苓桂朮甘湯、釣藤散
7	⑬易疲労	△	補中益気湯、十全大補湯
8	⑭肩こり・腰痛	○	葛根湯、小柴胡湯
9	⑮頭痛	○	呉茱萸湯、五苓散、釣藤散
10	⑯動悸	×	苓桂朮甘湯、桂枝人参湯
11	★蟻走感	○	越婢加朮湯、桂枝湯

◎：著効、○：有効、△：症例によって有効、×：無効

ＨＲＴが一部の症例で有効です。特にほてり・発汗・手足の痺れ、入眠障害・浅眠などのエストロゲン依存性愁訴を併発する症例に有効です。ＨＲＴ無効例にはビタミンB_{12}の有効性が報告されています。漢方方剤では一部の症例で越婢加朮湯、桂枝湯の有効性が報告されています。

いずれにしても、ＨＲＴ、漢方薬が無効な症例は更年期自律神経失調症ではなく他の非更年期性疾患と考えた方がよいでしょう。症状別の治療法を表3にまとめました（表3）。

4　ブームになっているがエビデンスに乏しい治療法

（1）胎盤製剤

ブタ、ウマ、ヒトの胎盤（プラセンタ）商品が医薬品、化粧品、健康食品としてブームになっています。漢方方剤でも紫荷車（しかしゃ）に胎盤成分が含まれていますが、保険適応にはなっていません。ヒト胎盤を原料としてエキス化された注射製剤が慢性肝疾患、母乳分泌低下症、更年期障害を適応として医薬品として認可されています。しかし、アンチエイジングなどの美容目的、健康目的は保険適応になりません。しかし、ヒト胎盤製剤はカニバリズム（人肉嗜食、共喰い）と嫌悪され、製造過程でクロイツフェルツ・ヤコブ病、ＨＩＶ、肝炎ウイルス、リンゴ病等に対する安全対策が不十分とされたためにプラセンタ注射者は献血ができないなどの問題で、ブタやウマのプラセンタに転換されつつあります。プラセンタ製剤は本書関連ではホルモンバランスの調整、疲労改善、自律神経調整、ストレス改善、精神安定化作用があるとされていますが、学術論文に発表された明確なエビデンスがありません。さらに、注射製剤はブタやウマが原材料になっている製剤は異種タンパクとしてのアナフィラキシー症状・ショックのリスクが高いと考えて下さい。保険適応注射製剤にはヒト胎盤絨毛分解物のメルスモン™（メルスモン）とヒト胎盤加水分解物のラエンネック™（日本生物）があり、更年期障害が適応になっているのは前者です。しかし、私としてはいずれもお勧めできません。

◆メルスモン™2ml

〈適応〉更年期障害、乳汁分泌不全②

〈副作用〉◇重症：ショック、◇軽症：注射部位の疼痛・発赤、過敏症（悪寒、悪心、発熱、発赤、発疹等）

〈禁忌〉本剤に過敏症の既往歴

◆ラエンネック™2ml

〈適応〉慢性肝疾患における肝機能の改善②

〈副作用〉◇重症：ショック、◇軽症：注射部位の疼痛・硬結、過敏症（発疹・発熱・掻痒感）、女性型乳房

〈禁忌〉本剤に過敏症の既往歴②

（2）マカ

マカは南米ペルーに植生するアブラナ科（同属にキャベツ、コマツナ、カリフラワーなど

があります）の多年生植物で、インカ帝国時代は重要な食物として栽培されていました。薬用ハーブとしては根が使用されます。スペインがインカを征服した際にスペイン軍の軍馬が高地環境に順応できずに不妊になってしまいましたが、マカの葉を与えたところ繁殖力が回復したために婦人病に効能があるとの伝説が生まれ現代に伝わったとされています。マカは必須栄養素を多く含み、炭水化物、タンパク質、繊維、脂質や大量の必須アミノ酸やジャガイモの2倍以上の鉄分とカルシウムを含みます。その他、リノール酸、パルミチン酸、オレイン酸などの脂肪酸やビタミンB群を含んでいます。更年期障害や若年期更年期うつ病にＨＲＴと同様な効能を示すとされていますがエビデンスは極めて不十分で、本書の参考文献になるような論文はありません。一流メーカーからも販売されていますが薬事法で規制される薬物ではなくあくまで食品衛生法で規制される食品として評価すべきですから治療にはならないと思います。エビデンスが貧弱で個人的にはお勧めできません。

《小まとめ》

①クッパーマン愁訴の中で下垂体‐卵巣系の機能変動と関係がある愁訴はほてり、発汗、冷え、手足の痺れ、入眠障害、浅眠、易興奮、神経質、肩こり、神経質（E_2、ＬＨ）、易疲労（ＦＳＨ、ＬＨ）、肩こり（ＬＨのみ）、頭痛（ＬＨのみ）で、以上の愁訴にはＨＲＴが有効な可能性が高い。しかし、真のエストロゲン依存性愁訴は〝ほてり、発汗（hot flash）〟、〝冷え・のぼせ〟、〝冷え症〟に限定される。この際、ＦＳＨ、ＬＨは付随的であ

くまでE_2が主役である。これ以外の症状は本症特異的とは考えずに関連疾患の除外鑑別診断を優先する。

②クッパーマン愁訴もＨＲＴによってE_2が上昇して、ＦＳＨ、ＬＨが低下して症状に改善が認められない場合は更年期自律神経失調症ではない。

③入眠障害、浅眠、易興奮性、神経質が主症状の場合は最初から精神疾患を疑う。

④プラセンタとマカは製造会社の派手な広告にも拘らず信頼できる有効性のエビデンスはないので本症治療薬とは認定できない。

第二章　（更年期）精神疾患

《序論》

現在、私は更年期自律神経失調症より本症の方が多数を占めると考えています。私が更年期診療を本格的に始めたのは１９８５年ですが、その当時はほてり、冷え、肩こりなどの身体症状を主訴とする典型的な〝更年期障害〟の患者さんが圧倒的多数を占めていました。その後、１９８６年に〝日本更年期医学会〟が設立されて患者の発掘が進んだこともあって、不眠を訴える症例が増加し、さらに10年前頃からうつ気分をはじめとした精神症状を訴える患者さんが急増しました。今や更年期外来は精神科外来と化しています。それにつれて「更年期うつ病」の病名が世間に拡がっていきました。尚、日本更年期医学会は本書の私の意見を先取りしたのか２０１１年に〝日本女性医学学会〟に名称変更しています。精神疾患が注目されるようになったことはよい事ですが、精神疾患を正確に診断しないで何でもかんでも「うつ病」にする、精神病＝うつ病、概念が蔓延した事が問題です。〝何でもかんでも「うつ病」〟問題は「新型うつ病」でも問題になっています[3]。

国際的な病名は世界保健機構（ＷＨＯ）が定めた「疾病および関連保健問題の国際統計分類第十版（ＩＣＤ－10）[16]と米国精神医学会の「精神疾患の分類と診断のマニュアル第４版修

正版（ＤＳＭ－Ⅳ－ＴＲ）[17]」で定められていますが、「新型うつ病」はＤＳＭ－Ⅳ－ＴＲにもＩＣＤ－10にも規定されていない民間病名です。私は同症は真のうつ病の「単極性うつ病」ではなく差別、人権、個人情報保護に異常に配慮した「双極性障害（躁うつ病）」、「人格障害」、「発達障害（アスペルガー障害）」、「解離性障害（解離性同一性障害）」、「統合失調症」の〝思いやり誤診〟と考えています（假野、2014）[3]。

同じようにＤＳＭ－Ⅳ－ＴＲとＩＣＤ－10に記載されていない「更年期うつ病」も更年期精神疾患＝更年期うつ病概念によって「単極性うつ病」以外の精神病の〝思いやり誤診〟[3]です。私の経験では当初は単極性うつ病が多かったのですが、その後、双極性障害、人格障害が増加して１人に30分以上の診察時間が必要になり、本職の不妊症、不育症に診療に支障をきたした苦い思い出があります。私は今や更年期精神病も（更年期）を外して単極性うつ病、人格障害、パニック障害、双極性障害、アスペルガー障害、解離性同一性障害に疾患分類すべきです。

治療にあたっては単極性うつ病以外に抗うつ病薬を投与する誤治療をすると病況が悪化して社会問題や犯罪の原因になります[3]。本書では以上の精神疾患のなかで女性に多い疾患に焦点を当てました。また、不安障害の「パニック障害」もラインアップしました。尚、本当の「うつ病」はＤＳＭ－Ⅳ－ＴＲとＩＣＤ－10では「大うつ病」の病名が冠されています。ちなみに〝大〟はうつ症状が〝メジャー〟の日本語訳です。しかし、「大うつ病」では重症のうつ病との誤解されますので本書では可能な限り「単極性うつ病」と記述する事に心がけました。

《人格特性》

（1）幼小児期人格形成

心の発達は出生時から始まっています。歴史的心理学者フロイトは口唇期（出生時から1歳）、肛門期（8か月から3歳）理論で、その時期の養育状況がその後の思春期や成人期の人格に大きな影響を与える事を明らかにしました。まず、口唇期の乳児には「吸う、握る、抱きつく」という心の本能があります。この本能は母親に抱きついて、乳房を握りしめて、乳首に吸い付くといった一連の授乳行為で満たされて満足感と安心感を得て「人から愛される心」を獲得します。このため、口唇期の授乳養育が不適正だと愛される心が十分に形成されず劣等感を持ったヒネた子供に成育します。子供の人格形成の端緒は母親が関係しています。最近は日本人気質の「ジコチュウ」を特徴とする欧米化傾向が顕著ですが、私はこの一原因として出産後の女性の就労人口の増加によって母乳養育が欧米レベルに低下した事と関係していると考えています。

次いで、肛門期では排便や排尿のしつけが問題になります。この時期の養育が順調だと我慢の心や誇りの心情が形成されます。問題があるとケチで頑固でしつこい自己中心主義（ジコチュウ）で身勝手な肛門期性格が形成されます。したがって、この時期の人格形成の責任は母親だけでなく父親も担います。肛門期性格者が急増していますが母親の就労によって幼児保育が多くなっていることも関係があるでしょう。知的機能が低下しない「高機能発達障害」はこの時期の脳障害の影響が成人期に残る疾患と定義されています。しかし、私は同障害のアスペルガー障害の中で本症の診断根拠の3歳までに脳に異常が認められない症例は肛門期性格の人格障害が多数を占めると考えています。「三つ子の魂百まで」と言われますが、この諺は口唇期と肛門期の養育が順調でないと仮にその後のしつけや教育が適正でも口唇期性格と肛門期性格が大人になっても残る事を指摘しています。

脳は2歳までに右能が、3歳以降は左脳が急速に成長します。右脳は感性と感覚に、左脳は論理的機能と関係します。以上の理論にしたがえば幼小児期の養育障害、虐待、脳発育障害が病因の人格障害、発達障害、解離性障害の病状を合理的に説明できます。また、その時期の体験は当人は記憶していないのでフロイトの「人間には無意識の過程が存在して、人の行動はその無意識によって左右される」とする無意識誘因説と密に関連すると思われます。

さらに口唇期や肛門期は適正に養育された子供でもその後の幼小児期に親の愛情を受ける事無くネグレクトされ、継続的な虐待を受ける、あるいは甘やかし・ほったらかしにされると、適正に統合しない（統合失調症）、歪んで統合する（人格障害）、虐待の苦しみから逃避するために無意識的に自分の人格を分離する（解離性障害）などの精神疾患の原因になります。とりわけ本書のテーマにもなっているこの時期の影響が大きいために母原病と称される人格障害と解離性障害の原因として重要です。また、口唇期や肛門期の養育が不適切なうえに幼小児期に虐待を受けるか過保護に養育された人はより複雑な病状を呈して重症化して難治性になるのは想像に難くありません。

（2） 成人期人格形成

抑うつ状態は心的体験が人格と反応して発現します。死別、失恋、離婚、事故、病気、リストラなどの事案が抑うつ状態の体験内容と関連します。単極性うつ病、双極性障害の病前性格はクレッチマーの循環気質、下田の粘着気質、テレンバッハのメランコリー親和型性格、笠原のメランコリー論が代表的理論です。

クレッチマー（Kretshmer, 1975）[18] はうつ病の病前性格として循環気質概念を提唱しました。気質は個性全体の一般的特徴を構成する情動性の全般的態度です。情動性には触感性と発動性があり、さらに触感性は精神感受性（敏感と鈍感）と気分状態性（快活と憂うつ）という感情尺度を有し、発動性は精神的テンポで表現されます。精神的テンポは物事の把握や知的活動、精神運動全般の遅速を特殊なリズムで表現します。以上の組み合わせで循環気質、分裂気質、粘着気質に分類します。

循環気質は日本人の20％に認められ、モノアミン学的にはノルアドレナリン関連遺伝子によって興奮や緊張を求める行動を志向し、ドーパミンによる心地よさ、生きがい、心の平安を感じる〝他者報酬系の遺伝子〟作用が強いために慈愛願望欲求が生じやすく、周囲に認められて自分だけは生き残ろうとする生物的特性が強い気質と考えられています。簡潔に言えば社交的な性格と内向的な性格が交互に（循環的に）発現する気質です。このため、優柔不断で決断力が弱いので板挟みになりやすい性格です。

分裂気質は日本人の40％に認められるとされ、快感を得るために探索行動や新奇刺激への接近ないし嫌悪刺激からの活動的回避が特徴の気質とされています。本来は社交的でよく気が付く場面があるかと思えば能（脳：ノー）天気な局面もあります。

粘着気質は日本人の20％に認められ、エネルギッシュですが落ち着きがあります。慈愛欲求を充足しようとする傾向が強いので、種の群れの秩序を守ることで生き残りを計ろうとする生物的戦略が顕著な気質です。正常気質は循環気質と分裂気質が様々な程度に混合した気質です。クレッチマーは精神疾患と健常人の間に循環気質と循環病質を置いて循環気質‐循環病質‐躁うつ病（当時は単極性うつ病を含んでいます）、分裂気質‐分裂病質‐早発性認知症（統合失調症）という連続するスペクトラムを想定しました。彼の気質論は生物学的で遺伝的です。

下田（下田、1941）[19]は初老期うつ病の臨床研究から、その病前性格として執着気質を提唱しました。日本人の50％が本気質と考えられています。執着気質としての執着はある事象が発生するとそれに対する感情が冷める事なく持続する気質です。このために仕事に一旦着手すると徹底的にやり遂げないと気が済まない。あらゆる事象に対する関わり方は熱中し易く、凝り性で几帳面です。人間関係において責任感や義務感が強い性格です。このため周囲からの信頼は厚く、まじめで誠実な人物として高く評価されます。しかし、何事に対しても欲求が強いので強い孤独感や無力感を持ちやすい性格特性が災いして必然的に次第に心身の疲労状態に陥ります。正常人は過労で神経衰弱症状に陥ると自らの意思で休養しますが、執着気質人は感情興奮性の異常によって休養を取らずに疲弊に抗して活動を続行するので過労は重症化してついには突然に発揚症候群（躁病、双極性障害）または抑うつ症候群（単極性うつ病）を発症します。

テレンバッハが提唱したメランコリー親和型（Tellenbach, 1983）[20]は病前性格ですが、標識的な特徴の列挙だけの性格傾向と特異的状況との間の相関性を明らかにした発病状況論です。必須の基本的特徴は几帳面さへの固着です。その几帳面さは特殊なものではなく健常人にも認められます。本性格者は特定の事象に対して顕著に秩序に固着して融通が利きません。この几帳面さは職場では勤勉、良心的、責任感として高く評価されます。対人関係でも、他人に迷惑をかけたくない、自分が負い目を背負いたくない事を意識して過度に秩序に固着します。几帳面の特徴は仕事に対して質・量両面で過度に高い要求水準を設定します。しかし、高い要求水準は現実的なレベルに限定され、決して不可能な水準に設定することはありません。うつ病の発病危機は几帳面さと高い要求水準が満たされない時に発来します。また、対人関係の特徴は具体的な尽力を伴って「他人に尽くす」ことにあります。この事で相手を恐縮させ、束縛する認識はないので対人的配慮であっても自己中心的です。さらに、良心性にも秩序性が顕著です。良心によって相手に禁止的に働く自らが負い目を背負うことへの不安が動機になります。良心への過度な負担や板挟みが生ずる状況はうつ病発症の危機です。

笠原（笠原、1976）[21]はメランコリー親和性性格の「他者との関係を円満に維持しようとする配慮」は秩序性と並列する本質的特徴と考えました。先のテレンバッハも対人関係を重視しましたが、その本質は几帳面さにあると考えています。しかし、笠原はこの対他的配慮を伴った秩序愛（律義、正直、まじめ、仕事熱心、責任感、仕事の入念さ、時間厳守など）は単に「そうしないと気が済まない」ための秩序愛ではなく、人と争えない、人と折り合えない場面では自分が折れて争いを避ける、人に頼まれると嫌といえない、義理人情を重視する、他人の評価に敏感であるといった点に本質があるとしました。さらに、この種の人物の弱点として、他人の賞賛なしには自己評価が確定できない事と個性的な人間関係の不成立、世俗性の強さが特徴的です。

　笠原の粘着気質は熱中性、こり症、執着性、徹底性などの精力性性格が前面に表れます。弱力性優位のメランコリー親和型性格に精力性要素の混合率が高度になると臨床像に躁病相や非定型精神病（人格障害や統合失調症が併発した病型）の病像の発現率が高くなります。

《小まとめ》

◆循環気質→単極性うつ病
◆分裂気質→統合失調症
◆執着気質→単極性うつ病
◆メランコリー親和型気質→単極性うつ病、双極性障害
◆粘着気質→双極性障害、人格障害、統合失調症

尚、現在は自罰性が毀損して多罰性が亢進するジコチュウの人が急増しているために「単極性うつ病」の病前性格者は減少しています[3]。

Ⅰ　単極性うつ病

【歴史】

古代ギリシャのヒポクラテスは「恐怖・苦悩が長く持続する精神状態」をメランコリー（うつ）と定義しました。当時の人々はメランコリーの病因は身体に存在すると考えていました。メランコリーは「黒い胆汁」を意味し、その量や温度が体内で変化して、当時は精神が宿ると信じられていた胃、横隔膜、脳に達してうつや狂気（躁）が発現すると考えたのです。

その後、うつ病を包括したメランコリー概念は中世になると悪魔学的に解釈されて、カトリックは精神病を認めなかったために宗教的観点から死に値する罪と断じました。ルネッサンス期以降は再び身体的疾患と考えられるようになりましたが、その疾病概念は古代ギリシャと比較してさしたる進歩を示すことなく近世に至りました。

１８５１年にファーレットはうつ病と躁病が交代する循環精神病を報告しました。その後、１８９９年にクレペリンが躁うつ病の疾患単位を確立し、人格荒廃に至らない事を理由に早発認知症（統合失調症）と区別したのは精神医学史の画期でした。

アキスカル（Akiskal et al, 1978）[22]は神経症性うつ病１００人の追跡調査から、４％が双極Ⅰ型障害に、14％が双極Ⅱ型障害に、22％が単極性うつ病に移行する事実を明らかにして、神経症性うつ病概念は他と鑑別する現象的特徴に欠けるので臨床的に意味がないと断じまし

表 4　DSM-IV-TR の気分障害分類

・ うつ病性障害	296.	大うつ病性障害
	.2	単一エピソードa, b, c, d, e, f
	.3	反復性a, b, c, d, e, f, g, h
	300.4	気分変調性障害
	311.	特定不能のうつ病性障害
・ 双極性障害	296.	双極Ⅰ型障害
	296.89	双極Ⅱ型障害
	301.13	気分循環性障害
	296.80	特定不能の双極性障害
	293.83	……による気分障害
	296.90	特定不能の気分障害

特定用語：a; 重症度・精神病性・寛解の特定用語、b; 慢性、c; 緊張性の特徴を伴うもの、d; メランコリー型の特徴を伴うもの、e; 非定型の特徴を伴うもの、f; 産後の発症、G; エピソードの間歇期に完全回復を伴う、h; 季節型、I; 急速交代型

表 5　ICD-10 による気分障害分類

F-30	躁病エピソード		
F-31	双極性感情障害		
F-32	うつ病エピソード	F-32. 0	軽症うつ病エピソード
		00	身体性症候群を伴わないもの
		01	身体性症候群を伴うもの
		F-32. 1	中等度うつ病エピソード
		10	身体性症候群を伴わないもの
		11	身体性症候群を伴うもの
		F-32. 2	精神病症状を伴わない重症うつ病エピソード
		F-32. 3	精神病症状を伴う重症うつ病エピソード 気分に一致した、一致しない
		F-32. 8	他のうつ病エピソード
		F-32. 9	うつ病エピソード、特定不能のもの
F-33	反復性うつ病性障害	F-33. 0	反復性うつ病性障害、現在軽症エピソード
		00	身体性症候群を伴わないもの
		01	身体性症候群を伴うもの
		F-33. 1	反復性うつ病性障害、現在中等度エピソード
		10	身体性症候群を伴わないもの
		11	身体性症候群を伴うもの
		F-33. 2	反復性うつ病性障害、現在精神病症状を伴わない重症エピソード
		F-33. 3	反復性うつ病性障害、現在精神病症状を伴う重症エピソード、気分に一致した、一致しない
		F-33. 4	反復性うつ病性障害、現在寛解状態にあるもの
		F-33. 8	他の反復性うつ病性障害
		F-39. 9	反復性うつ病性障害 特定不能のもの
F-34	持続性気分（感情）障害	F-34. 0	気分循環症
		F-34. 1	気分変調症
		F-34. 8	他の持続性期分子（感情）障害
		F-34. 9	自足性気分（感情）障害、特定不能のもの
F-38	他の気分障害	F-38. 0	他の単一気分障害
		00	混合性感情性エピソード
		F-38. 1	他の反復性気分障害
		10	反復性短期うつ病性障害
		F-36. 8	他の特定の気分障害
F-39	特定不能の気分（感情）障害		

た。以上の経緯から原因ではなく症状によって分類する操作的診断分類が１９６０年代から導入されて今日の米国精神医学会のＤＳＭ－Ⅳ－TRやＷＨＯのＩＣＤ－10に繋がっていきました。操作的診断分類は原則として病因を診断から切り離して症状の持続期間、経過から診断します。このため、症状が揃わないかその症状の重症度に差異があると別病型に診断されるので多くの精神疾患が誕生する事になってしまいました。このため、原因を無視した操作的診断基準に批判的な精神科医は少なくありません。このなかでクレペリンが用いた躁うつ病の病名に代わってＤＳＭ－Ⅳ－TR（表４）、ＩＣＤ－10（表５）は気分障害という大分類病名を採用しました。いずれの分類も気分障害はうつ病相のみのうつ病性障害、躁病相とうつ病相を併せ持つ双極性障害に病型分類しています。ＤＳＭ－Ⅳ－TRではうつ病相のみの単極性障害の疾患全体をうつ病性障害としてまとめ、下位分類として大うつ病性障害、気分変調性障害、特定不能のうつ病性障害と規定しました。一方、ＩＣＤ－10ではエピソードが１回だけの症例をうつ病相と定義し、２回以上の症例を反復性うつ病性障害と規定しました。

【疫学】

　厚生労働省の調査によれば、12か月有病率は１～２％で、生涯有病率は３～16％とされています。一般的には実状より低率と評価されていますが、その原因は専門医への受診率が低いためと考えられています。私は双極性障害、人格障害、発達性障害、解離性障害が本症と誤診される事が多いので有病率はさらに低いと推測しています。性差は女性に高率です。精神的、肉体的ストレスで卵胞ホルモンと黄体ホルモン分泌が劇的に変動するからでしょう。

【原因】

うつ病の発症原因として①神経化学・神経生理学的要因、②発症準備性または脆弱性などの病前性格、③ストレスなどの心理社会学的状況、④依存性薬物の摂取、⑤環境因子、⑥内分泌因子、などが考えられています。また発症虚弱性には遺伝要因が関係し、これに心理社会的状況や環境因子などが複雑に絡み合います。

1　モノアミン説

モノアミン説は単極性うつ病の原因がノルアドレナリン（NA）とセロトニン（5‐HT）の低下にあるとの仮説です。

セロトニンは〝落ち着き（抗不安）と安定感〟に関与する脳内ホルモンです。他の神経系に抑制的に作用して、過剰な興奮、衝動性、抑うつ感を軽減します。双極性障害の過眠はセロトニンを介して同症の他の症状の原因になっています。健常人でも9時間以上睡眠すると脳内のセロトニン濃度が低下します。このため過眠後は抑うつ症状、暴力的な言動、さらにはセロトニン関連の頭痛が発現して寝起きが悪くなります。単極性うつ病は本系の刺激が低下した病況と理解されてシナプス内セロトニン増量治療が行われます。シナプス内に一旦放出されたセロトニンをシナプス前部での再吸収を阻害して結果的にシナプス内のセロトニン濃度を上げる治療法です。

しかし、精神症状をセロトニンの過少だけで説明しようとすると大きな矛盾が生じます。

刺激が低下すると抑うつ状態ないし衝動・暴力的言動を呈すると先ほど説明しましたが、抑うつを落ち込み・活力低下と理解すれば衝動・暴力的言動は正反対の症状で同じ刺激機序で発現することは整合性がなく説明できません。また、後述のように「単極性うつ病」の病因としてセロトニン受容体の機能亢進説が有力になっています。この説が正しければ抑うつ症状の発現と治療としてのセロトニン増量作用の有効性が合理的に説明できません。この〝セロトニンの矛盾〟がシナプス内セロトニン増量薬の「単極性うつ病」への有効性さらには「統合失調症」や「双極性障害」の抑うつ症状に投与した場合の陽転や躁転といった病状悪化で問題になります。ちなみに、半合成の幻覚剤リゼルグ酸ジエチルアミド（ＬＳＤ：１９７０年に麻薬に指定）は構造がセロトニンに似ています。セロトニン作用が落ち着き（抗不安）と安定感だけに関係しているとは限らないのです。

　ノルアドレナリンは〝意欲と生き残り〟のための脳内ホルモンです。恐怖、驚愕体験によってノルアドレナリンが分泌されると逃走か逃避のストレス終結行動をとります。分泌が繰り返されると受容体の感受性が高くなって些細な刺激にも過剰に反応して過敏な攻撃、逃避反応を示します。ノルアドレナリン関連精神疾患は単極性うつ病で、刺激伝達が低下するために、セロトニンと同様にシナプス前部の再取込みを阻害するシナプス内ノルアドレナリン増量療法が行われます。ここでも攻撃と逃避は反対の行動です。ノルアドレナリンにも矛盾がある事になります。

　各種精神疾患の原因を以上のモノアミンの機能異常に帰する傾向が高い事は製薬会社の商

業主義と批判する医学者や精神科医は少なくありません。

2　受容体説

うつ病の成因は神経伝達物質の欠乏だけでは合理的に説明できないので受容体機能異常説が提唱されました。神経伝達物質の受容体は神経伝達物質の増減で機能が変化します。伝達物質の放出が増加すると受容体数は減少し、減少すると増加します。うつ病では受容体の感受性が亢進するとの説です。うつ病では病前にモノアミンの放出量が減少するために後シナプスの受容体の感受性を高めてバランスを保ちますが、ストレス等によってモノアミンの放出が高まると過剰反応してうつ病を発症するとの理論です。受容体機能異常説はＮＡ、５－ＨＴいずれにもあります。この理論によればＮＡ、５－ＨＴ刺激はうつ病発症の原因になります。〝矛盾〟はさらに深まります。

3　神経細胞新生・神経可塑性説

近年、うつ病の成因として神経細胞の新生や可塑性などの細胞自体に原因を求める仮説が提唱されています。従来はヒトの脳神経細胞は再生不能と考えられていましたが、最近の研究で脳室周囲や海馬で神経細胞の新生が明らかにされています。うつ病では海馬で神経細胞数が減少する事が知られており、複数の研究で海馬の神経細胞の新生障害が発病の原因になっている可能性が指摘されています。しかし、海馬の神経新生だけで大脳皮質機能や神経障害の修正を説明する事には無理があり神経細胞の新生に加えて神経可塑性の関与が考えられています。神経可塑とは神経細胞の情報伝達の効率の調整による外界の変化に対する適応能力の改変現象です。以上のような神経細胞の新生や神経可塑性を通じた神経細胞の信号伝達の障害をうつ病の原因とするのが本説です。

4　遺伝説

「単極性うつ病」の家族歴は臨床的に知られています。しかし、遺伝形式が単純なメンデルの法則に従わない複雑な形式なために臨床症状としての表現系も多様です。

【症状】

本症の症状は中枢神経系の症状としての精神症状、自律神経失調症状としての身体症状に大別します。

1　精神症状

鬱うっとして悲しく落ち込んだ気分の抑うつ気分が発現します。この際、多くの物事を前向きに考える事が出来ずに悲観的思考に捉えられて将来への漠然とした不安と絶望感を抱きます。興味や喜びの感覚が減退して以前は楽しいと感じた事象に興味を失い、感情全般が著しく低下します。倦怠感や気力の低下によって全ての事が億劫になり、ちょっとした動作や仕事の遂行に多大の努力が必要になります。集中力と持続力が大幅に低下するので仕事の能率は下がり、些細な事象でも決断が困難になります。

精神運動の変化として焦燥と制止が認められるようになります。焦燥は不安が強いために落ち着かずにそわそわする病況です。静かな休息をとる事が出来ずにせわしなく立ち上がる、座る、を繰り返すなど手足を無意味に動かします。

制止は思考、会話、身体動作が鈍くなる状態で、声の音量も低下します。知的活動は衰え、記憶、記名も障害されて認知症様症状を呈します（仮性認知症）。制止が強度になると自発的行動が抑制されるだけでなく、刺激に対する反応性が消失してついに病性昏迷に至ります。

自分を役に立たない人間と自己判断して、過去の些細な失敗を思い悩み、周囲に迷惑をかけたと認識します。このような自罰性が亢進した無価値観、罪責感は「単極性うつ病」に特異的です。自己評価の低下は微小妄想を招来します。微小妄想には罪業妄想、貧困妄想、心気妄想、否定妄想があります。このなかで、「取り返しのつかない失敗をしてしまった、そのために警察に追われている」との罪業妄想、「家計が破綻したので家族が路頭に迷う」との貧困妄想、「不治の病に罹っているのに医師や家族が隠している」との心気妄想はうつ病にしばしば認められるうつ病の三大妄想です。老年期になると「臓器、血液を全て失った」、「自分の身体は存在しない」、「死ぬことができない」、「悪魔に取りつかれたので永遠に苦しみから逃れられない」などの否定妄想、不死妄想、却罰・憑依妄想を呈するコタール症候群を発症します。

2　身体症状

身体症状として頭重感、頭痛、腰痛、肩こり、関節痛、胸部圧迫感、手足のしびれ・冷感、発汗、便秘、腹部膨満感などの自律神経失調型更年期障害（假野、2011）[6]と共通する多彩な自律神経失調症状が発現します。以上の症状は〝更年期障害〟と診断する根拠になっています。食欲は低下して「おいしいと感じない」、「無理に食べている」と訴えます。このため当然、体重は減少します。したがって過食傾向があって体重が増加する症例はその時点で双極性障害を疑います（假野、2014）[23]。男女ともに性欲が低下して、性成熟期女性は卵巣機能不全のために月経不順や無月経が発現して更年期状態になります。この結果、エストロゲン分泌の低下による身体症状が加わるので重症化します。

睡眠障害はほぼ全例で認められ、早期覚醒、中途覚醒が特徴的です。一旦は入眠しても、途中で覚醒して、考え事をしながら悶々と過ごし再び入眠できません。したがって、反対の過眠は双極性障害の可能性が高いのです（假野、2014）[23]。

身体症状が前面に出て抑うつ症状が覆い隠されて目立たない症例は仮面うつ病と診断されます。この場合もしばしば〝更年期自律神経失調症〟と誤診されます。単極性うつ病の諸症状は朝に発現する事が多く、夕方から夜にかけて軽快する日内変動が特徴です。

3　症状の年齢による変動

うつ病の症状は年齢によって変化します。児童では前述した諸症状の発現は定型的ではありません。抑うつ気分、自責感よりイライラ感や攻撃性の症状が前面に出現し、多動、自傷、攻撃的態度が発現して非行と関係します。また、身体症状として頭痛、腹痛、関節痛、疲労感、体重減少が高率に発現します。通学前に「おなかが痛くなる」のです。したがって、学業不振、ひきこもり、登校拒否、非行が認められた場合はその背景に常にうつ病の存在の可能性を考えておかねばなりません。尚、小学生以上25歳以下で抑うつ症状を初発症状として発症してイライラ感、攻撃性、多動性などの陽性ないし躁症状が認められ、かつ、過眠、体重増加を伴う症例は強く双極性障害を疑います（假野、2014）[23]。したがって、思春期、性成熟期発症例は「単極性うつ病」より「双極性障害」を疑うべきです。「更年期うつ病」と診断される中・高年発症例は内因性うつ病が多数です。病前性格は粘着気質やメランコリー親和型が多く、職場での移動、退職、転居などの社会的環境変化を契機に発症します。また、不安、焦燥が前面に出現して妄想が発現する症例があり、このような症例は自殺率が高いので注意が必要です。身体的にも不調で、睡眠障害、食欲不振、性欲障害が高率に発現します。

高齢者は脳血管症や脳委縮などの加齢的器質要因に加えて、身体衰弱や身体疾患の併発、さらには心理的要因も加味されるので重症化、慢性化し易い傾向があります。閉経後の女性は以上の傾向が顕著です。心気的な訴えが多く、妄想も発現して自殺率が高くなります。精神運動因子に起因する認知症様症状を示す症例と認知症の鑑別診断は困難です。

【診断】

前述の「症状」が1項目でも確認できればうつ病を疑います。また身体症状だけを訴える症例でも症状が多彩で自律神経障害や睡眠障害が認められる場合は積極的に「単極性うつ病」を疑います。本書ではDSM－Ⅳ－TRの診断基準を説明します。

最近、単極性うつ病を〝こころの風邪〟と評して軽くみる風潮が強くなっています。誰でも罹患するという意味では単極性うつ病は〝風邪〟ですが、治療しないと自然治癒しないという意味で〝風邪〟ではありません。このような単極性うつ病を正しく認識しない風潮が「新型うつ病」問題で社会を混乱させる原因になりました。ところで、〝こころの風邪〟という表現は、外資系の某製薬会社が有力な精神科医を集めて「どうしたら日本人にもっと多くの抗うつ薬を飲ませるか?」をテーマにした会議で採択された抗うつ薬の宣伝を目的にしたキャンペーンキャッチフレーズです。うつ病に風邪感覚で抗うつ薬を服用させる意図がありました。抗うつ薬を風邪薬感覚で服用させるなどとんでもない話です。

1 DSM－Ⅳ－TRの大うつ病性障害診断基準

DSM－Ⅳ－TRでは躁病、混合性または軽躁病エピソードの既往がなく、大うつ病エピソードの診断基準を満たす症例を大うつ病性障害（単極性うつ病）と定義しています。大うつ病エピソードの基準を表6に示しました（表6）。大うつ病性障害は1回だけの単一エピソードと2回目あるいはそれ以上の反復性エピソードに分類します。加えて重症度として精神病

表6　DSM-IV-TRの大うつ病エピソード

A．以下の症状のうち5つ（またはそれ以上）が同じ2週間の間に存在し、病前の機能からの変化を起こしている。これらの症状のうち少なくとも1つは（Ⅰ）抑うつ気分、あるいは（Ⅱ）興味または喜びの消失である。
注：明らかに、一般身体症状、または気分に一致しない妄想または幻覚による症状を含まない。
(1)その人自身の言明（例；悲しみや沉虚感を感じる）か、他者の観察（例；涙を流しているように見える）によって示される、ほとんど1日中、ほとんど毎日の抑うつ気分。
注：小児や青年ではいらいらした気分もあり得る。
(2)ほとんど1日中、ほとんど毎日の、全て、またはほとんどすべての活動における興味、喜びの著しい減退（その人の言明、または他者の観察によって示される）
(3)食事療法をしていないのに、著しい体重減少、あるいは体重増加（例；1か月で体重の5％以上の変化）、またはほとんど毎日の、食欲の減退または増加。
注：小児の場合、期待される体重増加がみられない事も考慮せよ。
(4)ほとんど毎日の不眠または睡眠過多
(5)ほとんど毎日の精神運動性の焦燥または制止（他者によって観察可能で、ただ単に落ち着きがないとかのろくなったという主観的感覚ではないもの。
(6)ほとんど毎日の易疲労性または気力の減退。
(7)ほとんど毎日の無価値観、または過剰であるか不適切な罪責感（妄想的である事もある。単に自分をとがめたり、病気になったことに対する罪の意識ではない）
(8)思考力や集中力の減退、または決断困難がほとんど毎日認められる（その人自身の言明による、または他者によって観察される）
(9)死についての反復思考（死の恐怖だけでない）、特別な計画はないが反復的な自殺念慮、または自殺企図、または自殺するためのはっきりとした計画

B．症状は混合性エピソードを満たさない。

C．症状は、臨床的に著しい苦痛、または社会的、職業的、または他の重要な領域における機能の障害を引き起こしている。

D．症状は、物質（例；乱用薬物、投薬）の直接的な死理学的作用、または一般身体疾患（例；甲状腺機能低下症）によるものではない。

E．症状は死別反応ではうまく説明されない。すなわち、愛する者を失った後、症状が2か月を越えて続くか、または著明な機能不全、無価値観への病的な捉われ、自殺念慮、精神病性の症状、精神運動制止があることで特徴づけられる。

性の特徴を伴わない軽症、中等度、重症、精神病性の特徴を伴う重症を診断します。

軽症は大うつ病エピソードの基準を満たすが社会性活動などが損なわれていない症例、重症は基準を充分に満たし、社会性障害が著しい症例、中等度は軽症と重症の中間病型です。精神病性の特徴を有する症例は重症と診断します。また、症状が改善して現状では大うつ病性エピソードの基準を満たさない症例は部分寛解あるいは完全寛解と診断します。部分寛解は症状を認めるが大うつ病エピソードの基準を満たさない、あるいは症状がほとんど認められないがその期間が2か月以内で、完全寛解は症状が消失して2か月以上を経過していることが条件です。

2 光トポグラフィー

単極性うつ病の診断で双極性障害のうつ病相と統合失調症の陰性症状と鑑別が難しい症例が多く存在しますが、光トポグラフィーで鑑別診断が可能になりました。光トポグラフィーは近赤外光で脳の血流量の変化を測定する検査法です。例えば、「〝あ〟で始まる名詞を答えなさい」との質問に対して思いついた名詞を述べる時に、健常人は血流量が増加しますが、単極性うつ病では変化なく、統合失調症では不規則に増減し、双極性障害では緩徐に増加します。なお、光トポグラフィーは測定機器の製造会社の日立製作所の登録商標ですが、同社は機器名を公開したので、平成26年度の診療報酬改定では同名で保険適応になりました（4000点：4000円）。

【治療】

1　薬物療法

［総括的歴史］　１９５６年にスイスの精神科医ケーンによってイミプラミンの抗うつ効果が明らかになったことでうつ病の薬物療法の歴史が始まりました。これ以来、初期の抗うつ薬の開発はイミプラミンと同様な構造の三環系抗うつ薬（tricyclic antidepressant; TCA）を中心に進みました。１９６１年になるとイミプラミンのノルアドレナリン再取り込み阻害作用が、次いで１９６９年にはセロトニン再取り込み阻害作用が明らかになり、以上の結果を受けてうつ病の原因としてモノアミン欠乏説が提唱され、モノアミンのなかでもとりわけノルアドレナリンとセロトニンに注目が集まりました。

　その後、四環系抗うつ薬が開発され、長くＴＣＡとともにうつ病治療薬の主流を占めました。１９９９年に選択的セロトニン再取り込み阻害薬（ＳＳＲＩ）のフルボキサミンが、２０００年にセロトニン・ノルアドレナリン再取り込み阻害薬（ＳＮＲＩ）のミルナシプランが開発されて選択肢が広がりました。更年期以降の症例に抗うつ薬療法を行う場合はエストロゲンが低値でhot flashを認める症例にはＨＲＴを併用すると効果的です。

（１）　三環系抗うつ薬（ＴＣＡ）

［概説］初期に開発された第一世代の三環系抗うつ薬（ＴＣＡ）には現在でも標準薬として広く使用されているイミプラミンやアミトリプチリンの他にセロトニン増強作用が強いためにパニック障害や強迫性障害治療薬としても使用されるクロミプランがあります。ＴＣＡの主作用はノルアドレナリンとセロトニンの再取り込み阻害作用によるシナプス内の両モノアミン増量作用です。本製剤は投与初期に抗うつ作用を果たさずに、不眠、不安、焦燥感などの「ジッタリネス症候群」という行動毒性が発現する事が問題になっています。ジッタリネスの日本語は〝びくつき〟です。本稿では紙面の制約でイミプラミン（トフラニール™・アルフレッサ）を紹介します。

［適応］精神科領域におけるうつ病・うつ状態。遺尿症。[2]

［副作用］ノルアドレナリン神経系とセロトニン神経系の過剰刺激症状が主体です。軽症な副作用としては口喝、眠気、めまい、立ちくらみ、便秘などがあります。重症副作用としては悪性症候群、セロトニン症候群、幻覚・譫妄・錯乱、横紋筋融解症、不整脈、顆粒球減少症、麻痺性イレウス、間質性肺炎、抗利尿ホルモン不適合分泌症候群、重症肝機能障害があり、放置すると生命の危機を招きます。

〈禁忌〉①緑内障、②本剤・三環系抗うつ剤に過敏症の既往歴、③回復初期の心筋梗塞、④尿閉（前立腺疾患等）、⑤ＭＡＯ阻害剤を投与中、あるいは投与中止後２週間、⑥ＱＴ延長症候群。[2]

〈後発製剤〉なし

（2）　四環系抗うつ薬

［概説］四環系抗うつ薬は1980年代から開発された第二世代の抗うつ薬群で、マプロチリン、セチプリン、ミアンセリンがあり、作用、副作用はＴＣＡと共通点が多く、両者を合わせて複素関係抗うつ薬と総称します。副作用の抗コリン作用がＴＣＡより軽度な点が優れています。

マプロチリンは特異的ノルアドレナリン再取り込み阻害作用を有しています。セチプリンは前シナプスα_2受容体遮断作用とセロトニン受容体遮断作用があり、ミアンセリンは抗ヒスタミン作用と前シナプスα_2受容体遮断作用によってシナプス伝達を正常化してノルアドレナリン放出を増加させる作用で抗うつ効果を示すほか、反復性の夜間譫妄の予防にも効果があります。

マプロチリンの先発製剤はルジオミール™（ノバルティス）で、セチプリンの先発製剤にテシプール™（持田）、ミアンセリンの先発製剤にテトラミド™（ＭＳＤ）があります。いずれの適応、禁忌は大差ありませんが、副作用は若干異なるので共通症状を列挙します。

［適応］うつ病、うつ状態[2]。

［副作用］三環系と似ていますが、全般的に軽度です。抗コリン作用はさらに軽度です。軽症副作用には口喝、眠気、めまい、立ちくらみ、便秘があり、重症副作用には悪性症候群、幻覚・譫妄・錯乱、横紋筋融解症、スティーブン・ジョンソン症候群、不整脈、顆粒球減少

症、麻痺性イレウス、間質性肺炎、重症肝機能障害などが報告されていますが稀です。

〈禁忌〉①緑内障、②本剤に過敏症の既往歴、③回復初期の心筋梗塞、④てんかん等の痙攣性疾患・その既往歴、⑤尿閉（前立腺疾患等）、⑥モノアミン酸化酵素阻害薬を投与中。[2]

（３）　選択的セロトニン再取り込み阻害薬（ＳＳＲＩ）

［概説］ＳＳＲＩ開発の歴史は１９７２年のシメリジンに始まりました。しかし、同製剤はギラン・バレー症候群を発症する事が明らかになったために臨床応用される事はありませんでした。ＳＳＲＩが抗うつ薬として本格的に臨床応用される契機になったのは１９８３年にスイスでフルボキサミンが開発された事です。その後、１９９０年代に入ってパロキセチンが登場して広く使用されるようになり今日のＳＳＲＩ時代が始まりました。
ＳＳＲＩは選択的にセロトニン再取り込み部位阻害作用を示し、アセチルコリンやノルアドレナリンなどの受容体への親和性が弱いために、ＴＣＡで問題になる抗コリン作用関係の副作用が低率で、心毒性も軽微で安全性が高いために、うつ病以外の全般性不安障害、パニック障害、強迫性障害、月経前気分変調症などに治療適応範囲が広がっています。フルボキサミンの先発製剤はデプロメール™（明治）で、パロキセチンの先発製剤はパキシル™（ＧＳＫ）です。
［適応］うつ病・うつ状態、強迫性障害、社会不安障害。[2]
［副作用］セロトニン神経系の過剰刺激症状が主体です。軽症副作用としては悪心・嘔吐、

神経過敏、イライラ、落ち着きの低下、重症副作用としてはセロトニン症候群、幻覚・譫妄・錯乱、意識障害、悪性症候群、アナフィラキシー症状、顆粒球減少症、重症肝機能障害、抗利尿ホルモン不適合分泌症候群があります。このなかで、神経過敏、イライラ、落ち着きの低下、幻覚・譫妄・錯乱、意識障害は双極性障害、人格障害、発達障害、統合失調症を単極性うつ病（多くは新型うつ病）と誤診した場合の典型的な躁転、陽転症状です。

［禁忌］①本剤に過敏症の既往歴、②モノアミン酸化酵素阻害剤を投与中・投与中止後２週間以内、③ピモジドを投与中[2]。

（４）　セロトニン・ノルアドレナリン再取り込み阻害薬（ＳＮＲＩ）

ＳＳＲＩはその幅広い適応に加えて、ＴＣＡより安全性に優れているために広く使用されるようになりましたが、重症うつ病に対する効能がＴＣＡに劣り、効果発現に長時間を要するのが欠点でした。そこでＴＣＡと同じようにセロトニンだけでなくノルアドレナリンの再取り込み阻害作用を併有するＳＮＲＩの開発が進められてミルナシプランが開発され、我が国では２０００年に薬価収載されました。ＳＮＲＩはＳＳＲＩと同様に各種神経伝達物質受容体への親和性が軽微なためにＴＣＡと同様な抗うつ効果を発揮しつつ安全面はＳＳＲＩと同程度とされています。ミルナシプランの先発製剤はトレドミン™（旭化成ファーマ）です。

［適応］うつ病・うつ状態[2]。

［副作用］ＳＳＲＩのセロトニン神経系の過剰刺激症状に加えてノルアドレナリン神経系

の過剰刺激症状が加わるはずですがこの点は大差ないようです。軽症副作用にはセロトニン作用由来の口喝、悪心・嘔吐、便秘、眠気、重症副作用としては悪性症候群、セロトニン症候群、幻覚・譫妄・錯乱、顆粒球減少症、重症皮膚障害、抗利尿ホルモン不適合分泌症候群、重症肝機能障害が報告されています。躁転、陽転症状はＳＳＲＩと大差ありません。

［禁忌］①本剤に過敏症の既往歴、②モノアミン酸化酵素阻害剤を投与中、③尿閉（前立腺疾患等[2]）。

［後発製剤］ミルナシプラン塩酸塩錠（アルフレッサ、日本ジェネリック、ニプロ、テバ、共和、沢井、東和、日医工、旭化成、マイラン）

（5） 漢方薬

気・血・水証の中で本症と密接に関係するのは「気」です。「気」の異常と精神科諸疾患との関係は「気虚」と「気滞」は本症ならびに双極性障害のうつ病相症状さらには統合失調症の陰性症状と、「気逆」は双極性障害の躁病相症状と統合失調症の陽性症状と親和性が高いと考えられます。不安焦燥感が強い本症に気逆製剤が有効の報告がありますが、著者はそれらの症例は診断治療的に双極性障害の誤診と考えています。うつ病相から発症する双極性障害は躁病相への転換に2～5年を要します。また軽躁症状の場合は多くは見逃されます。したがって、本症の基本方剤はあくまで「気虚」、「気滞」製剤で、西洋薬のＳＳＲＩやＳＮＲＩと同様に、それらが全く効能を示さない症例や病況が悪化する場合は診断治療的に双極性障害ないし人格障害と診断します。

「気虚」製剤の代表的方剤に補中益気湯、六君子湯、加味帰脾湯、桂枝加竜骨牡蛎湯がラインナップされています。前三方剤は朮製剤です。朮はメーカーによって白朮（キク科オケラ：コタロー社、クラシエ社）と蒼朮（キク科ホソバオケラ：ツムラ社）と配合生薬が異なる事はあまり知られていません[10,11]。抗気虚作用は前者が強力なので本症には白朮製剤を選択します。症例報告では加味帰脾湯は軽症うつ病に有効で、症状的には補中益気湯と加味帰脾湯は意欲低下や易疲労感が強い症例に有効です。加味帰脾湯は中高年の症例に効能が高く、さらに、動物実験でアルツハイマー病の認知障害の改善と前頭前野でのアミロイド斑の有意な減少が報告されています。

　気滞製剤の代表的方剤は香蘇散、半夏厚朴湯、加味逍遙散、柴朴湯などです。このなかで加味逍遙散も朮製剤です。本来は白朮製剤を第一選択すべきですが、実証の場合は蒼朮製剤も考慮します。半夏厚朴湯は動物実験で脳内のセロトニンとノルアドレナリンを増加させるＳＮＲＩと類似した薬理作用が報告されています（Kaneko et al, 2005）[24]。香蘇散は体力が低下した抑うつ気分や不安焦燥感が高度な症例に有効です。またストレス誘発性うつ様モデルマウスでミルナシプランと同様な抗うつ効果が認められ、さらには視床下部外側領域で減少していたオレキシン－Ａ（ＯＸ－Ａ）陽性細胞が増加して海馬細胞増殖の低下を改善する効果で抗うつ効果を果たすと報告されました（Ito et al, 2009）[25]。さらには強制水泳試験法によるうつ様モデルマウスでうつ様行動の改善と、視床下部のCRHmRNA発現増加と血清中コルチコステロンの上昇を抑制して視床下部－下垂体－副腎系の機能を正常化して抗うつ様効果を示すことが明らかになっています（小林、2004）[26]。加味逍遙散は瘀血を伴った気逆、気滞例に有効です。本症、双極性Ⅱ型障害（假野、2012）[23]、アスペルガー障害（假野、2012）[27]の鑑別診断に迷う症例での第一選択漢方方剤です。虚証で抑うつ症状が強い症例には白朮製剤を、気逆症状（躁症状、陽性症状）が著明な症例（実証が多い）は蒼朮製剤を選択します。瘀血を診断できた症例には駆瘀血剤を併用します。

精神疾患全般で柴胡剤の有効性が期待されています。本症でも神経不安、易怒性、神経過敏を伴う症例で柴胡桂枝乾姜湯のＩＬ－６系への作用を通じた有効性が報告されていますが（Ushiroyama et al, 2005）[28]、それらの症状は双極性Ⅱ型障害、アスペルガー障害、さらには陰性症状主体の統合失調症に発現するので鑑別診断が特に重要です。もしそれらの疾患であった場合は漢方方剤を第一選択薬とする事は疑問です。動物実験では脳内のドーパミンの増加とセロトニンの代謝抑制が明らかになっています（伊藤、1997）[29]。実証の柴胡剤の適応は本症では少ないでしょう。

2　精神療法

（1）精神分析療法

［歴史］19世紀後半のヨーロッパではヒステリーをはじめとする神経症は精神科ではなく神経科の診療領域でした。このなかで最も有名なのはシャルコーの催眠療法です。そのシャ

ルコーのもとに弟子入りしたのが後の精神分析療法の創始者になる自然科学者・神経学者のフロイトでした。彼はシャルコーのヒステリー講座に感動して精神科医に転向しました。精神分析学はフロイトによって創始された人間心理の理論と治療技法の体系です。彼の精神分析学は人間には無意識（未認識）の過程が存在して、人の行動はその無意識によって左右されるという基本的な仮説に基づいています。口唇期や肛門期の体験は無意識体験になります。

　彼の理論に従って人間の心理下にある無意識を意識化することで直面している問題や悩みを解決しようとする治療法が精神分析療法です。本療法の保険診療は精神科を標榜する保険医療機関で精神科専門医と厚生労働省に認定された精神保健指定医が行うことが原則になっています。診療時間が45分以上であれば月６回まで保険請求でき１回３９００円です。本療法は精神科以外では〝カウンセリング〟と称されることが多いのですが、その場合の治療方法は必ずしも以下の精神療法のように定型化されていない〝お話し療法〟や最初から患者の言動に介入する〝説教療法〟が高率を占めている現状です。

［治療構造］患者の個人事情、時間、場所などの条件に充分に配慮して、カウチやソファーでゆったりとさせて通常１週間１回程度の頻度で１回に１時間程度の時間をかけて対面面接形式で行います。

［治療の実際］患者に心に浮かぶことを治療者の前で自由に話させます。当初、治療者はその話を聞くだけで介入しないで患者の話から患者の心の奥底を分析します。次の段階でその分析によって患者の連想をさらに一段導くことで患者の心の深い部分に到達してトラウマ

にたどり着きます。この段階で患者自身が心の問題の原因を認知して、自分の症状や対人関係の問題の多くが自分の性格や周囲の人の性格と深く絡み合っていることを理解する事があります。その発見・理解が有効な治療につながります。本療法の代表的技法に自由連想法、夢分析、除反応療法があります。

① 自由連想法

患者の心に浮かんだことのすべてを自由に話させます。こんな話は価値がないと自己判断しないように配慮します。また治療者には守秘義務があることを知らしめます。本法によって過去に抑圧された無意識的事象を連想して、その内容を治療者が解析して患者が無意識を意識に統合することができれば現在の症状が解消するとするのがフロイトの理論です。

② 夢分析

自由連想法のなかで夢分析は治療法として有効な技法と判断されています。患者がみる夢は患者の無意識に抑圧された未認識事象を反映します。このために無意識下の葛藤や願望が明らかになります。また、夢の理解を通じて患者に無意識的願望を告知するとヒステリーや不安症が軽減すると考えられています。

③ 除反応

患者に自らを自由に語らせて、治療者はそれを誠実に聴くだけで患者の症状が軽減することを発見したフロイトはこの現象を除反応と命名しました。自由連想法の発展型と理解されて「お話し療法」と呼ばれるようになりました。話を聞くだけの極めて原初的な治療だから、治療とはいえない、との批判もあります。しかし、最近では薬物療法の併用による効能が報告されて再評価されています。

（2）認知行動療法

［歴史と概説］本療法は１９７０年代にベックによって提唱された短期精神療法です（Beck, 1992）[30]。人間の情緒は認知の影響を受けるので、認知のあり方やその後の行動を患者と検討・検証して患者の情緒や非適応的な行動をより快適で適応的に変えることが目的です。本法は「単極性うつ病」の急性期、維持期ともにメタ分析（複数のランダム化比較試験の結果を統合して解析する研究法）で有効性が確認されており、特に軽症〜中等度の急性期の症例では薬物療法と同等以上の効能が認められています（Harrington et al, 1998）[31]。「単極性うつ病」以外の各種の不安障害、摂食障害、睡眠障害、慢性疼痛、怒りのコントロール、夫婦関係の改善にも有効性が認められたので適応が広がっています。本療法は集団を対象にしても有効です。本療法は地域の精神科救急医療体制に協力している精神保健指定医が30分以上行った場合に16回まで保険診療（1回５０００円、それ以外の医師の場合は1回４２００円）が可能です。集団の場合は15人を限度として6か月週2回まで１人１回１０００円です。

［治療形式］週1回45〜60分かけて10〜25回程度行うのが標準的ですが、病況に応じて短

時間、短期間に形式を変更しても治療理論の意義は変わりません。

［治療理論］

① 認知モデル：「人間の気分は状況の認識によって変化する」との仮説が本療法の理論的原点です。人間は単一状況に人様々な思考が生じて個人ごとに異なった気分が生まれて各人各様の行動をとります。状況に応じた半自動的な考えを自動思考と定義します。自動思考はイメージであり、記憶でもあり、平素は認識する事はありません。ところが、抑うつ状態では自動思考は認知の歪みで非合理的で現実不適応な思考に変容します。認知の歪みには「先読み」、「全か無か思考」、「マイナス化思考」、「感情的決めつけ」、「レッテル貼り」、「誇大視・微小視」、「過度の一般化」、「自己関連づけ」、「選択的抽象化」、「すべき思考」などがあります。以上の認知の歪みによって自分が置かれた状況を必要以上に悲観的に考えて絶望的になり、普通なら気にも留めない些細な他人の言動を自分に向けられた批判や悪意と曲解して卑屈な言動をとるようになります。

　このような認知の歪みや非適応的な行動を同定、検証してより現実的に修正するのが本療法の基本的な戦略です。また、人格障害やアスペルガー障害の「ジコチュウ」、「キョクチュウ」症状が著明な症例は損得勘定に過敏になっていますので、認知に当たっての自動思考は自らの損益採算性を重視する方がよいとやんわり示唆します。そのうえで過去の行動の結果の短期・中期・長期的な損得を顧みさせて深い洞察を促して今後の行動に反映させて適応的な言動に誘導します。いずれにしても、認知の歪みを同定、修正していく過程では患者は治療者の意見の助けを借りる局面でも、あくまで自分の力で、納得して自己の認知を発見、修正することが重要で、治療者が一方的に指摘して半ば強制的に修正させられたと認識させてはいけません。

②　自動思考と中核的信念

　本療法では個人の心の表層に浮かんでいる「自動思考」と深層に沈んでいる「中核的信念（スキーマ）」という二層の認知が想定されています。中核的信念は自己や世界認識に関わる個人特有の人生観や世界観ともいうべきもので、自動思考が状況に応じて変化する相対的な認識であるのに対して、生得的要因と環境要因の影響を受けて形成された変化することがない絶対的認識です。「キョクチュウ」の損得勘定も中核的信念です。

［うつ病の認知モデルと治療］

うつ病の認知モデルに「うつ病の否定的認知の三徴」と「抑うつスパイラル」があります。抑うつ病況では「集中できない。仕事の能率も落ちてしまった。自分は駄目な人間だ」と自分自身を否定的に評価して、「周囲の人間は自分に愛想をつかしている」と人間関係を悪く認定して、「この厳しい状況は永遠に続き、問題は解決する事はない」と将来に対して悲観的になります。このような自己・他者・将来の三領域に対する否定的な認識が「うつ病の否定的認知の三徴」です。

　一方の「抑うつスパイラル」は否定的な考えが抑うつ気分を発現させ、抑うつ気分病況では否定的思考が圧倒的に優勢になって抑うつ気分がますます亢進する悪循環に陥ります。このため、うつ病の治療では抑うつスパイラルに十分に留意して慎重な治療プロセスを踏みながらの三領域での認知の修正が必要です。

［治療の手順］認知を同定して検証・修正します。具体的には心理教育、問題事象の同定、自動思考の発見、自動思考の妥当性の検証、歪んだ認知の現実適応的な認知への置き換えという順番に進めます。

① 認知再構成法

まず、問題になった事象について、直面した時の気分と自動思考について「その局面でどのように考えましたか？」と詳しく話を聞きます。治療当初は自動思考の同定が困難な症例が多いので時間をかけます。自動思考の同定は「うつ病の否定的認知の三徴」を常に念頭において、自己・他者・将来の三領域の認識を充分に話し合います。自動思考が同定できれば論拠と反証を提示して、現実適応的な認知に誘導します。

次いで、「認知の歪み」に注目して可能な限り患者と共有します。この際、抑うつ病況で本人の認識から漏れがちな自己の対処能力に着目する事や他人からのサポートが有用です。

このようにして現実適応的な認知を提示して、どのように気分が改善するかを確認します。気分が改善した場合は認知再構成が成功したことになりますが、改善しない場合は自動思考が同定できていない可能性が高いので再検討します。再検討しても気分が改善しない場合は、自動思考が歪んでいない、根拠や反証の情報が十分でない事になります。この際、自動思考が中核的信念と密接に関連している場合は修正は困難です。自動思考が妥当で歪んでいない場合は客観的で現実的な困難事象が存在するので、それに対応した現実的解決方法を模索します。根拠や反証の情報が十分でない場合はより適切な根拠や反証を求めて行動実験を行います。

②　中核的信念の同定と対応

患者の自動思考を慎重に検討していくと個人に特有な共通した中核的信念が明らかになります。健常人では中核的信念は対立するペアの中核的信念が存在するので、お互いにバランスをとって各種状況で適正かつ適応的な判断を下しています。しかし、抑うつ状態ではそのバランスが崩れて一方的になり非適応的行動の原因になります。本来は適応的な生活を送ってきた多くの患者は中核的信念の偏りについて話し合うだけで現実適応的な思考・行動に戻る事ができます。しかし、過去に何回も不適合をきたした、あるいは人格障害などの適応的な中核的信念が乏しい患者は修正が必要です。中核的信念の修正法には、過去の適応的行動と非適応な行動の結果を比較検討する方法と、あえて中核的信念に反する行動をとった場合の結果を検証することで新しい中核的信念の再構築を図ります。「キョクチュウ」の損得採算性重視の中核的信念には特定の認知による言動が結果的に損になる事を具体的に「言葉は優しく、態度は厳しく」示唆して非適応的な言動に修正します。しかし、中核的信念の修正は自動思考の修正よりは遥かに困難で時間を要するので、うつ病やそのほかの現実的な問題に十分に対応する能力を獲得するまで待たなければなりません。待機期間中は中核的信念と密接度が少ない問題を対象にします。

〔治療の実際〕

① 治療構造と目標

治療開始時点で患者にあらかじめ治療に関する時間・回数・目標を明らかにしておきます。患者の治療意欲を高め、治療者に依存的にならないための配慮です。この際、問題を解決するのはあくまで患者自身で治療者は助手に過ぎず、治療に関わる患者の積極度で治療効果が決まる事をあらかじめ説明しておきます。

② ホームワーク

本療法はセッション毎に宿題を課します。宿題の内容はうつ病や認知行動療法に関する書物を読書して自らの疾患に対する知識を高める学習と、生活のなかで発生した各種事象での自動思考や対処行動を記録させる実習から構成されています。この宿題で治療が週1回でなく患者の生活全体に拡張できるので患者の実体験に即した介入が可能になります。また、患者周囲の重要人物を治療に介入させることもできます。宿題が本療法の治療成績に好影響を及ぼすことが明らかになっています（Person et al, 1988）[32]。

〔不安の認知モデル〕

うつ病は常に不安が併存しています。不安の認知モデルは「状況に対する危険の過大評価」と「対処能力の過小評価」です。不安状態が維持される原因として「敏感さの増加」（ピリピリしている）、「過覚醒状態」（醒めきっている）、「安全確保行動」（逃げることを考えている）の三要因が想定されます。以上のモデルに鑑みて患者が認識する「危険」、「自己対処能力」、「活用できる資源」などに対する歪んだ認知を修正させて不安に対処します。

（3）　対人関係療法

［歴史と概説］　対人関係療法はスリバンなどの対人関係学派に端を発してクレーマン、ワイスマンらによって体系化された精神療法です（Klerman, 1997）[33]。うつ病の発症には愛着の強さ、ストレス、夫婦関係、対人関係の不和が大きな影響を与えるとの研究を基盤にした治療法です。過去に遡ってうつ病の原因を推測するのではなく、症状と対人関係に焦点を当てて、直面する問題を解決する事でうつ病を治療する精神療法です。治療に際しては人格の問題は意識しても治療の対象にはしません。

［治療形式と手順］　通常1回50分のセッションを12回程度行います。最初に過去や現在の対人関係を調べ、現在の抑うつ症状との関係の有無を患者と共に検討します。この際、以下の点を重視します。①患者と関連重要人物との関係、②患者が直面している現実の人間関係、③うつ病に最も影響を及ぼしている人間関係。また、①患者と重要人物との関係の質、②患者と重要人物がお互いに相手に期待している内容、③その期待はどの程度満たされているか、④満たされているのは何で、満たされていないのは何か、などを明らかにして患者が変えたい事案を同定して、その解決を援助します。

とりわけ「問題領域」、「悲哀」、「対人関係の役割に関する不和」、「役割の変化」、「対人関係の欠如」の四領域を重視します。対人関係療法では四領域のなかで一あるいは二領域を選択して問題の解決を図ります。

①　悲哀

健常人は大切な人との別離（生別、死別）や、価値あるものを失うと、当初は否認の心理が作動して喪失体験を認めません。その後、現実感覚が回復すると否認を続けることができなくなって絶望感を体験します。さらに絶望体験を経過すると新しい対象を見出す（脱愛着）ことによって喪失体験を乗り越える事ができます。このような否認↓絶望↓脱愛着の各過程が円滑に進行しないと喪失体験は「悲哀」となって抑うつ症状として発現します。このような病況では対象喪失が起こった前後の気持ちを思い起こし、話し合い、整理する事で、例えば別れた人との関係を再度自分の体験のなかに再配置させます。その局面では患者が情緒に訴えやすいように面接の環境整備に心がけ、そのうえで新しい人間関係の構築や活動の再開を援助します。多くの症例で別れたヒトや失ったものはその価値を過大に評価するので、そのような状況に陥らないように人物の場合は良いところも悪いところもある一人の人間として経験のなかに位置づけ出来るように面接を進めます。

②　対人関係上の役割をめぐる不和

本領域は人間関係のなかでお互いの期待がズレたために問題が発生して解決が困難に

なった状況です。その混迷度に応じて、お互いのズレに気付いて積極的に問題解決を試みる「再交渉」、ズレを解消する努力を諦めてお互いに沈黙する「行き詰まり」、不和が取り返しのつかない段階まで来ている「離別」の三段階に分類します。治療者は不和の段階を判断して以下の治療法を選択します。

「再交渉」段階では関係者相互の気持ちを落ち着かせて問題解決の促進を援助します。「行き詰まり」段階では食い違いを明らかにして問題解決が促進できる方向に導きます。「離別」段階では適切な別れをして新たな人間関係を構築する喪の作業を進めて新しい人間関係の充実に向けた支援をします。いずれの段階でも、不和の詳細を明らかにして、それを改善する行動指針を定め、お互いの期待や価値観のズレを検討して、可能な対処法を検討して非機能的なコミニケーションを修正します。

③　役割の変化

役割の変化は妊娠・出産のような生物学的な原因、入学・卒業、就職・退職、結婚・離婚といった社会的原因によって自らの役割が生じた状況で問題になります。役割の変化に関する困難は以下の観点が関連します。古い役割を諦める事、変化に随伴する感情の処理（自責、怒り、喪失感）、新しい技術・ソーシャルポートの獲得、新しい愛着と自己評価の回復、などです。以上の観点がうつ病の発症に関与した場合は変化に対応して本心を探り、古い役割と新しい役割のよい面と悪い面の両面をバランスよく観察できるように支援します。この際、新しい役割に適応するために社会的サポートシステムを作成して新しい技術を身につけるなどの実務面を充実します。
思春期・成人期では親への愛着、職業上の役割、結婚生活での役割、親としての役割への適応などが、成人期中期では仕事で期待した成果が得られない、結婚生活の問題、親としての役割の減少などが問題になります。老人期では現役引退による地位と役割の喪失、健康の衰え、親族や友人との別離などの問題が多くなります。

④　対人関係の欠如

対人関係の欠如は患者が満足できる対人関係を形成できない、あるいはできてもすぐに破綻してしまう場合に問題領域として選定します。この領域が問題の中心になっている患者の治療は困難で、問題を解決するより人間関係を構築するという気持ちを起こさせることが治療目的です。この際、過去の重要な人間関係や現在の治療のなかで繰り返されてきた患者の特徴的な人間関係を明らかにします。治療者に対する患者の肯定的あるいは否定的感情について話し合って、他の人間関係で同様な事象が発生していないかを探ります。

〔治療技法〕　対人関係療法は技法より治療戦略を重視する治療法で、探索的技法、感情表現の奨励、明確化、コミニケーション分析、治療関係の利用、行動変化技法などの認知行動療法や精神力動的精神療法（精神分析療法）を指示的あるいは非指示的に患者や治療段階に合わせて採用します。治療の主眼はあくまでも患者が自力で問題を解決することを援助する事で、患者が主体的に語って望ましい変化を起こす事ができる環境作りを重視します。治療者は常に患者に受動的で温かい態度を示し患者のチームメイトの様に中立的ではなく能動的に活動します。時には患者の代弁者になります。治療者に対する感情や認識は患者の否定的な感情が治療を阻害する場合に限定して理解して、それ以外の場合は認識にとどめて直接は取り合わない事を原則とします。

3　電気痙攣療法と経頭蓋磁気刺激療法

［歴史と概説］精神疾患に対する痙攣療法は16世紀にスイスの医師パラセルスが電気ではなく樟脳を用いて行ったことが嚆矢になりました（本橋、2000）[34]。19世紀に入ってハンガリーの精神科医メドゥナが薬物による痙攣療法で精神症状が改善する事を報告しました。その後、セレレティイとビニが電気による現在の原法電気痙攣療法（ＥＣＴ）を開発しました。我国でも１９５０年代に抗精神病薬が出現するまではＥＣＴは単極性うつ病治療の主流でしたが、抗精神病薬の登場とともに副作用が問題になって廃れていきました。１９６０～７０年代の学園紛争と連動した反精神医学運動によってＥＣＴに批判が集中した事も大きく影響しました。一方、欧米では有効性の検証を積み重ねて１９８０年代には再評価され症例数も増加し、適応は単極性うつ病だけでなく双極性障害、統合失調症、パーキンソン病、悪性症候群へと拡大しています。現在、欧米では麻酔と筋弛緩剤を併用して骨折やその他の副作用を未然に予防する無痙攣性電気痙攣療法（ｍＥＣＴ）が主流になっています。我が国でもようやく遅ればせながらｍＥＣＴが主流になってきました。

経頭蓋磁気刺激療法（ＴＭＳ）はＥＣＴより新しい治療法です。１９５４年にペンフィールドとジャスパーは開頭した脳表に電気刺激を与えて刺激部位に一致した運動を確認して一次運動野機能を同定しました。以上のように開頭しなければできなかった刺激を非侵襲的に可能にしたのがＴＭＳです。実用応用に成功したのはバーカーら（Berker et al, 1985）[35]です。うつ病に臨床応用したのはホフリッヒで、その後多くのＴＭＳの抗うつ効果が報告されました。

抗うつ薬が無効な難治性ないし遷延性の治療抵抗性うつ病はうつ病の20％以上を占めています。なかでも老年期うつ病が高率です。老年期うつ病の治療抵抗性の原因は加齢による器質的変化による脳機能の低下、身体機能の衰えです。60歳以上の健常人では頭部ＭＲＩで約30％に深部白質の高信号異常が斑状に認められます。本所見は多発性微小脳梗塞で、抑うつ症状の原因になり血管性うつ病とも呼ばれます。以上の治療抵抗性うつ病の難治性うつ病や自殺念慮が強く治療に即効性が要求される症例はＥＣＴの適応です。また、ＴＭＳにも同様な効能が期待されています。

［刺激方法］刺激電流は低電圧で交流の正弦波（サイン波）と定電流の矩形波（パルス波）の二種類があります。１００ボルトを1～3秒通電します。脳細胞が脱分極を起こすのに必要な刺激のパルス幅は0.1～0.2msecと短時間です。また、脳細胞は刺激電流の変化が急激なほど興奮を惹起し易い特徴があります。しかし、興奮後の不応期の電流は無効です。以上を勘案すると矩形波が合理的です。また矩形波は正弦波の１／３のエネルギーで痙攣が発現する

ので欧米では既にスタンダードになっています。我が国のＥＣＴは１９６０年代より進展が認められず、正弦波刺激が主流であり続けましたが、２００２年にようやく矩形波刺激装置が認可されました。

ＴＭＳ刺激はファラデーの電磁誘導の法則を利用しています。すなわち、磁場の変化によって近くの伝導体に発生する誘導電流で刺激します。つまり、磁場刺激とはいっても磁気が脳細胞を刺激するのではなく、誘導電流が刺激するので、実質的には電気刺激法です。ＴＭＳは基本的に無痙攣療法です。

〔刺激部位〕一側刺激法と両側刺激法があります。一側刺激法は言語の優位半球を避けるために劣位半球の右半球刺激が一般的です。左半球刺激法と右半球刺激法を比較すると、両者とも抗うつ効果がありますが、右半球刺激法の方が副作用の見当識障害、言語記憶障害の発現が低率です。

ＴＭＳは当初は頭頂部、両側前頭葉刺激が行われましたが、その後は機器の改良で左前頭前野背側部刺激が施行されるようになりました。健常成人は左前頭葉ＴＭＳ刺激で悲壮感が、右前頭葉刺激で多幸感が発現します。つまり単極性うつ病は左前頭前野背側部の機能が亢進して、右前頭前野背側部の機能が低下してバランスを崩している病況と考えられます。

〔抗うつ効果〕ｍＥＣＴとＴＭＳの抗うつ効果はｍＥＣＴの方が効能は高いですが、精神病を併発していない単極性うつ病では差異はありません。ｍＥＣＴのうつ病全体に対する有効率は80〜90％と高率ですが、薬物抵抗性のうつ病にはｍＥＣＴ、ＴＭＳともに50％程度に低減します。治療効果はＥＣＴ施行3～4回後から現れますが、抗うつ薬と比較すると速効性で、抗うつ効果は高率です。ただし、効果の持続期間は3～6か月と比較的短期です。

［副作用］ＥＣＴは通電直後に発現して数時間で消失する副作用に持続性痙攣、頻脈、血圧上昇、不整脈が覚醒後に発現して数時間持続する副作用に頭痛、悪心、筋肉痛、健忘、見当識障害が数日以上持続する副作用に記銘力障害、脳波異常があります。頭痛、悪心、記憶障害には酸素吸入で対応し、筋肉痛には筋弛緩薬が有効です。記憶障害の予防には pulse-wide の短い矩形波を用いる右半球刺激が有効です。ｍＥＣＴの死亡率は1回当たり0・002～0・005％で、死因は心室性不整脈が高率です。

ＴＭＳの副作用としては痙攣発作、電極による熱傷、内分泌系への悪影響、早期遅延、頭痛、言語停止などが報告されています。また、まれに一時的な刺激部位の不快感、刺激後の集中力、反応性の低下が発現します。本法の禁忌は心臓への直接刺激、ペースメーカー装着者、てんかん、重症心疾患、脳腫瘍などです。

《本症に罹患した著名人》

多数存在しますので、本書では書ききれません。特に現役の著名人で「うつ病」とメディアに取り上げられた人々のほとんどが「躁うつ病」すなわち「双極性障害」です。うつ病相を乗り切り、軽躁病相になったときはメディアに「回復した」、「うつ病を克服して社会に貢献した」と大々的に報道するわが国のセンセーショナリズムには問題があります。「単極性うつ病」は回復しても、自罰性が亢進しているので双極性障害とは違って抑うつ症状の発現時に迷惑をかけた人や穴をあけた仕事を自罰的に顧みて派手な再起表明を躊躇します。うつ病を克服しても以前と同じように社会復帰できないケースも多く、自殺既遂も少なくありません。このため、本症に関してはあえて記述しないこととしました。

《小まとめ》

①「大うつ病」は重症うつ病ではない。「単極性うつ病」病名が適正である。
抑うつ症状、不眠、食欲不振、自罰性の亢進、多罰性の低下が認められれば「単極性うつ病」の可能性が高い。

②セロトニン、ノルアドレナリン原因説は疑問が多いので確定していないと考えた方が良い。

③三環系・四環系、ＳＳＲＩ、ＳＮＲＩなどの抗うつ薬は投与初期のジッタリネス症候群、賦活症候群が問題になるので、第一選択治療は漢方薬を併用した精神療法が望ましい。

④エストロゲン依存性愁訴を併発する症例にはＨＲＴを併用する。

Ⅱ　非定型うつ病

【歴史】

非定型うつ病はＤＳＭ－Ⅳ－TRでは、気分障害の一亜型「非定型的病相を伴うもの」と規定されています。非定型的とは本当のうつ病「単極性うつ病」の典型的な病状とは異なる症状が発現するという意味です。日本語的には非うつ病（うつ病にあらず）と解すべきでしょう。本症の疾病概念はモノアミン阻害剤への反応性の差異を検討した臨床研究の成果を背景に成立しました（横山、2000）[36]。抗うつ薬はシナプス内のノルアドレナリン、セロトニン増量作用で抗うつ症状が改善しますが、無効ないし病状が質的に悪化する症例が存在する事が明らかになった事が契機で本病概念が成立しました。つまり診断的治療で本症は抗うつ薬は無効ないし禁忌と判断された事になります。

【疫学】

女性が男性の1.5～2.5倍で女性に多い疾患です（Davidson et al, 1989）[37]。また30歳以上の女性は重症化し易いとされています。すなわち、更年期年代の女性で問題になります。パニック障害の併発も高率です。症状的には過食と鉛様麻痺症状は女性に多く、重症度と関係が深い症状は気分反応性と鉛様麻痺症状です。気分反応性は重症になるほど軽度になり、逆に鉛様麻痺症状は重症化します。また、過眠と拒絶過敏性は年齢を重ねると発現率が高くなります（Posternal et al, 2001）[38]。

【原因】

単極性うつ病の様な基礎医学的・臨床的研究に基づいた原因説は提示されていません。私は本症は「新型うつ病」と同様に、双極性障害、人格障害、発達障害などが誤診されているか、「単極性うつ病」にそれらが併発した疾患の可能性が高いと考えています。併発した場合はもはや「単極性うつ病」ではありません。

【症状と診断】

病前性格・背景は明らかになっていませんが、「新型うつ病」と大差ないと考えられます。表7にDSM－Ⅳ－TRの診断基準を示しましたが（表7）、それによれば症状は大うつ病（単極性うつ病）と似てはいますが、気分反応性が認められる事と過眠、過食（体重増加）、鉛様麻痺症状、対人関係で拒絶への過敏性（拒絶過敏性）の確認が診断条件になっています。

★鉛様麻痺症状：階段を上がる時や椅子から立ち上がる時に感じる鉛の様に重い身体感覚です。現代の若者の言葉を借りれば「ダルイ」という感覚でしょう。今や「ダルイ」は若者の日常言語です。

★拒絶過敏症：他者に拒絶される（ダメ出しされる）事を嫌う病的な過敏さが原因で落ち込み・怒りを感じ日常的に対人関係が荒れて口論が絶えない病況です。症状選択性と考えれば「新型うつ病」と似ています。注意を受けた上司の顔の微妙な表情を観ただけで大きく気が滅入り、何気ない一言で急に怒り出す病況です。最近、「ムカつく」が口癖で、「キレ」易

表7　DSM-IV-TRによる大うつ病エピソード・非定型うつ病の特徴

非定型の特徴を伴うもの（大うつ病性障害、または双極Ⅰ型または双極Ⅱ型障害で、気分エピソードの最も新しい病態が現在の大うつ病エピソードである場合に現在の大うつ病エピソードの最近2週間にこれらの特徴が優勢である時、または気分変調症の最近の2年間にこれらの特徴が優勢な場合に適応する事ができる。現在、大うつ病エピソードのない場合はいずれの2週間でもこの特徴が優勢な場合には適応される）

A.　気分の反応性（すなわち、現実のまたは可能性のある楽しい出来事に反応して気分が明るくなる）

B.　以下の症状のうち2つ（またはそれ以上）

(1)明らかな体重増加、あるいは食欲亢進

(2)過眠

(3)鉛様の麻痺（すなわち、手や足の重い、鉛のような感覚）

(4)長期間にわたる、対人関係の拒絶に敏感であるという様式（気分障害のエピソードの間だけに限定されるものでない）で、著しい社会的又は職業的障害を引き起こしている。

C.　同じ病早期に、メランコリー型の特徴を伴うもの、または緊張病性の特徴を伴うものの基準を満たさない。

い若者が増えています。

【治療】

米国ではシナプス内のノルアドレナリンやセロトニン濃度を上げるＭＡＯ阻害剤が本症に対する第一選択薬になっていますが、本症の病態概念の成立の経緯から反対が少なくありません。その中でソットスキー（Sotsky et al, 1999）[39]は三環系抗うつ剤は本症特異性の過眠、過食はもちろんのこと、鉛様麻痺症状、拒絶過敏症に効能が認められないので本症には無効と断定しました。また、渡辺（2000）[40]は三環系抗うつ病薬は炭酸リチウムやカルバマゼピンなどの双極性障害の躁病相治療薬を併用しなければ無効と報告しました。この事実は三環系抗うつ薬の無効と炭酸リチウムとカルバマゼピンの有効性を示しています。近年は抗うつ薬の時代の流れに乗って三環系抗うつ薬の有効性を前提にＳＳＲＩの有効性報告が散見されますが、私は同剤は純粋な抗うつ薬ですから、無効なばかりか重篤な病状悪化の原因になり得るので反対です。いずれにしても薬物療法としては後述する双極性障害治療薬や統合失調症の陽性、陰性症状双方に有効なＳＤＡやＭＡＲＴＡ[3]に期待するしかないでしょう。しかし、本症には薬物療法より精神療法が重要です。代表的な精神療法には、前述した精神分析療法、認知行動療法、対人関係療法があります。本症には人格障害に有効性が高い患者の利得関係を強調した認知行動療法と対人関係療法が期待できます。

Ⅲ　双極性障害

【歴史】

古代ギリシャ時代のアレタイオスがマニー（躁）とメランコリー（うつ）両症状が同一患者に発現することを発見したことが双極性障害概念成立の嚆矢となりました。また、古代中国の春秋戦国時代に著された漢方医学のバイブルの一つ「黄帝内径」にうつ状態、躁状態の症状が記載されています。日本では982年に著された「医心方」に躁症状が記載されました。その後、精神病を認めなかったローマカトリックの強い影響下にあった中世ヨーロッパの医学暗黒時代を潜り抜けたルネッサンスを経て論争と進化が繰り返されて、19世紀にクレペリンが現在の統合失調症を除外して「躁うつ病」を定義しました。まことに偉大な歴史的功績でした。現在では双極性障害に病名が変更となり、躁症状が主病態の双極Ⅰ型障害とうつ症状が主体で躁症状は軽症（軽躁状態）の双極Ⅱ型障害に分類されています（Coryell et al, 1984）[41]。私は個人的には両病型は原因的に異なる疾患と考えています。症状中心の操作的診断基準の限界を示しています。

【疫学】

我が国の生涯有病率は0.2％（川上、2007）[42]で、欧米の3.0～8.3％と比較して1／15～40と著しく低率です。一卵性双生児の一致率は二卵性双生児の3倍ですから遺伝要因の関与が高いと考えられています（Goodwin and Jamison, 2007）[43]。発症年齢は小学生以上25歳以下が多く、更年期発症は多くありません。発症率の男女性差はありません。また、注目すべきは「うつ症状」で受診した患者の6%が双極Ⅰ型障害で、22%が双極Ⅱ型障害であったという事実です（Hantouche et al, 1998）[44]。さらに本症はうつ病相で発症すると確定診断まで長時間を要する症例が多く、平均7・5年と報告されています（Ghaemi et al, 1999）[45]。以上の事実は当初の診断が「単極性うつ病」の場合はその診断が継続・確定してしまう症例が多い事を推測させます。

【原因】

現在では以下の6説が提唱されています。現状では本症に最も効能が高い炭酸リチウムの作用機序から考えて④、⑤説が有力です。ただ、私は個人的に「新型うつ病」的観点[3]から睡眠の突然の中断が発症原因になる事実や季節によって症状が消長する⑥説は大変興味深いと思います。また、①説のように製薬会社主導ですべての精神疾患の原因をモノアミンに求めることには無理があります。

① モノアミン仮説、②イオン輸送仮説、③キンドリング（燃え上がり）・行動感作説、④イノシトール仮説、⑤ＧＳＫ－β仮説、⑥日常生活環境説。

【症状】

1　躁症状

生命活動の基盤「生命感情」が全般的に亢進した心身状況です。この際、軽躁状態の病相持続期間は4日以上ですが、躁状態では7日以上持続し、日常社会生活に著しい支障をきたします。以下の症状が発現します。

(1) 爽快気分、気分高揚：うきうきした気分で楽しくて仕方がない。

(2) 自尊心肥大、誇大性：誰彼かまわず話しかけ、鼻歌を歌う、楽観的に思考し自分はだれよりも優れていると考える。

(3) 睡眠欲求の減少：夜遅くまで行動し、朝早くから活動する。

(4) 多弁、会話心迫：喋り出すと止まらない。相手の意向は無視する。

(5) 観念奔逸：話は連想豊かに際限なく広がるが、まとまらない。

(6) 注意散漫：観念奔逸の度が過ぎて話の内容が全く理解不可能で、周囲の音や景観に気を取られて話はますます逸れる。

(7) 音連合：自分の語呂合わせで話が逸れる、ダジャレが過ぎた状態。

(8) 活動性亢進：緊急性がないのに早朝に起床して迷惑を顧みずに誰彼かまわず電話する、急に部屋の模様替えをする、大した仕事はないのに早朝に出勤する。

(9) 行為心迫：当初は真面目に仕事をするが、そのうちにじっとしていられなくなって仕事は捗らない。

(10) 快楽活動への熱中：いろいろ仕事をしても途中でほったらかしにするので能率が上がらないこと甚だしい。返す当てもない借金をして身分不相応な高価なものを買い求める。性的に誰彼かまわずに無分別、破廉恥な行動をとる。
（11）易怒性：話を遮られ、行動を制止されると怒り出して手がつけられない。

2 うつ状態

「生命感情」の低下病況です。健常人の抑うつ気分は嫌な出来事で誘発されて、嬉しい出来事で改善する気分反応性がありますが、単極性うつ病ではありません。しかし、本症では気分反応性がある症例とない症例が存在するので気分反応性の有無で単極性うつ病と鑑別できません。しかし、双極Ⅰ型障害と双極Ⅱ型障害のうつ病相の症状には明確な差があります。Ⅰ型は精神症状、焦燥が特徴的ですが、Ⅱ型の特徴は自殺企図、不安、月経前不快気分、アルコール乱用（女性）、非定型うつ病関連症状です。Ⅱ型の三大特徴に、①うつ病相期間が長く病相回数が多い、②症状の発現が不揃いな不全性で変動が多い変異性である、③抑うつ症状の発現に選択性がある、が挙げられます（内海、2006）[43]。具体的な症状を以下に列挙しますが、単極性うつ病との微妙な違いを特に自罰性の観点から注目してください。自罰性は単極性うつ病の重要な特徴ですが本症では希薄です。

（1）抑うつ気分：嬉しい事があっても憂鬱な気分が一日中連日持続する。
（2）興味喪失：以前に関心を持っていたことに興味を失う。
（3）おっくう感・意欲低下：何もする気がしない。
（4）食欲低下：好きなものを食べても砂を噛むようでおいしくない。

(5) 体重減少
(6) 過食：異常に甘いものが食べたくなり、食べ過ぎる。
(7) 入眠困難・早朝覚醒：寝つきが悪く、朝早く起きる。
(8) 制止：機敏に行動できず、行動が緩慢になる。
(9) 焦燥：苦しさに頭を抱えて、頭を掻き毟り、落ち着かずにあちこち歩き回る。
(10) 易疲労感：何をしてもすぐ疲れる。
(11) 自責感：過去の失敗を過度に悔やんで、事態が悪化したのはすべて自分の責任と考える（自罰性）。
(12) 微小念慮：自分は他人に迷惑をかけてばかりで、世の中にとって役立たたずのとるに足らない人間と考える（自罰性）。
(13) 思考制止・思考力減退：考えがまとまらないので、何を聞いても頭に入らない。
(14) 集中困難：本を読んでも何も頭に入らないので、昔読んだ古い本ばかり読む。
(15) 希死念慮：何も希望がないので死んだ方がましと考える。
(16) 自殺念慮：自殺するしかないと考える。

3 精神症状

幻覚、妄想、緊張病症状によって現実検討力を失った状態が精神病状態です。本症では精神病症状が気分に調和（気分反応性）しています。精神病症状は躁状態で発現することが多く50%を占めますが、うつ状態でも30%程度発現します（Goodwin and Jamison, 2007）[43]。多くは妄想で幻覚は低率です。躁病相で高率に認められるのは誇大妄想です。うつ病相では自罰性と関係する過去の些細な失敗を過度に後悔して「重大な犯罪を犯した」といった負の誇大妄想の罪業妄想が高率です。そのほかには貧困妄想、「癌にかかった」などの心気妄想、「自分の身体がなくなった」、「世界が消滅した」などの虚無妄想、否定妄想が特徴です。以上の妄想は統合失調症と親和性が高いので統合失調症の併発も考えねばなりません。

4　人格変化

双極性障害は定義的には人格障害を来さない精神疾患とされていますが、残遺性人格変化が発現するとの意見は根強くあります。また、統合失調症の陰性症状に類似する場合は情動不安定や対人関係の不安定さがクラスターB群の境界性人格障害と極めて似ています。かのクレペリンも病相を繰り返すと寛解期に精神的変化が発現する事を指摘しています。本症の人格変化は病相を繰り返す事による社会的、職業的レベルの低下と関係があります。また、「うつ病」で入院した場合は入院による環境の拘束的変化のために退行言動、依存性の増大、自傷行為などの境界性人格障害と区別できない言動が発現します。さらに、生育環境が関係する場合は病相反復で社会経験が長期にわたって剥奪されて境界性人格障害と鑑別できない言動の原因になります。

【診断】

表 8　DSM-IV による双極性障害躁病相の診断基準

A.　気分が異常かつ持続的に高揚し、開放的で、またはいらだたしい、いつもとは異なった期間が、少なくとも１週間以上持続する（入院治療が必要な場合はいかなる期間でもよい）。

B.　気分の障害の期間中、以下の症状のうち三つ（またはそれ異常）が持続しており（気分が単にいらだたしい場合は四つ）、はっきり認められる程度に存在している。

(1)自尊心の肥大、または誇大

(2)睡眠欲求の減少（例えば、３時間眠っただけでよく休めたと感じる）

(3)普段より多弁であるか、しゃべり続けようとする心迫

(4)観念奔逸、またはいくつもの考えが競い合っているという主観的な体験

(5)注意散漫（すなわち、注意があまりにも容易に、重要でないかまたは関係のない外的刺激によって他に転じる）

(6)目標志向性の活動（社会的、職場または学校内、性的のいずれか）の増加、または精神運動性の焦燥

(7)まずい結果になる可能性が高い快楽的活動に熱中する事（例えば、制御が効かない買いあさり、性的無分別、ばかげた商売への投資などに専念する事）

C.　基準は混合性エピソードの基準を満たさない。

D.　気分の障害は、職業的機能や日常社会活動または他者との人間関係に著しい障害を起こすほど、また自己または他者を傷つけるのを防ぐため入院が必要であるほど重篤であるか、または精神病性の特徴が存在する。

E.　症状は物質（例：乱用薬物、投薬、あるいはほかの治療）の直接的な生理学的作用、または一般身体疾患（例：甲状腺機能亢進症）によるものではない。

DSM－IV－TRの双極性障害の躁病相の診断基準を表8に示しました（表8）。うつ病相は後述の「単極性うつ病」に準じますが「うつ」だからといって全く同じではありません。特に焦燥性、不安、自罰性の毀損に注意が必要です。診断法はまず病相（エピソード）を診断して、次にその組み合わせで疾患を診断する二段階診断法を行います。

1　病相の診断

まず、うつ状態、躁状態、軽躁状態、うつと躁が混在する混合状態を診断します。この際、うつ状態は抑うつ気分ないし興味消失が、躁状態は気分高揚が必須症状です。次に重症度を診断します。軽症（診断基準を最小限満たす）、中等度、重症（症状による生活上の機能障害が著しい）に分類します。さらに、重症は精神症状の有無で〝精神症状あり重症〟と〝精神症状なし重症〟を診断します。

2　疾患の診断

次いで、現在の病相と他の病相の既往を確認します。重要な事はうつ病相で発症した場合はその時点で双極性障害の診断ができないという事です。診断には躁病相、軽躁病相、混合病相の存在ないし既往歴の確認が絶対条件です。それらが否定できた時にはじめて単極性うつ病と診断できます。この作業は「双極Ⅱ型障害」を「単極性うつ病」と誤診しないために極めて重要なプロセスです。とりわけ軽躁症状は見逃される事が多く、見逃して「うつ病」

と診断して抗うつ薬療法を行うと躁転や病状悪化を引き起こします。

軽躁状態の特徴は思考の転導性が躁状態より軽度でまとまった作業は遂行できるが自我親和性が高いという事です。自我親和性とは自己愛が強く、自罰性が欠如して他罰性が強い、典型的な自己中心主義です。私の自己中心主義の診断基準では軽症の「ワガママ」ないし中等症の「ジコチュウ」に相当します。躁状態や軽躁状態の既往の確認問診は「1週間ぐらいなら寝なくても大丈夫ですか？」、「人生で一番頑張ったのはいつでしたか？」、「自分が世界最高と思ったのはいつでしたか？」などの大げさでポジティブな質問が良いでしょう。そして1回でも躁病相あるいは混合病相が確認できた症例は双極Ⅰ型障害、1回以上のうつ病相と軽躁病相が確認できた症例は双極Ⅱ型障害と診断します。うつ病相がなく軽躁病相を繰り返す症例は操作性診断基準では気分循環症と診断する事になっていますが、私は軽症の躁病と考えています。もちろん治療としての抗うつ薬は禁忌です。

【薬物療法】

1　西洋薬療法

（1）　気分安定薬

名称から軽い印象を受けますが向精神薬のように手軽に処方していい薬ではありません。リチウムは双極性障害の躁症状の代表的治療薬で、バルプロ酸とカルバマゼピンはてんかん治療の代表的製剤です。

① リチウム（リーマス™、大正）

リチウムは原子番号3の元素で元素記号が〈Li〉のアルカリ元素です。リチウムの名前はギリシャ語の「石」に由来します。アルカリ金属ですがその化学的性質はマグネシウムに似ています。皆さんは現在、携帯電話、電気自動車や最近話題になった旅客機ボーイング787の電池の材料のリチウムが双極性障害の代表的薬剤と聞くと驚くでしょう。

［歴史］リチウムが躁病に有効なことが明らかになった歴史的経緯は面白いので紹介しておきましょう。19世紀末当時はうつ病（ほとんどが躁うつ病です）は尿酸と関係があると考えられていました。そこで、オーストラリアの精神科医ケイドは1948年にその仮説を証明するために躁病患者の尿をモルモットに注射したところ健常者の尿よりモルモットが異常に興奮しました。ケイドは「しめしめ、これで仮説の半分は証明された」とほくそえみ、研究の仕上げとして尿酸リチウムをモルモットに注射したところ案に相違して興奮どころかおとなしくなってしまいました。このような成り行きでリチウムの躁症状への有効性が明らかになりました。リチウムは精神科領域で最も歴史が古い薬物で（渡辺、1983）[47]、また、日本で初めて薬物血中濃度測定が保険適応になった歴史的薬物です。

［薬理作用］従来からイオン作用が注目され、Na+/K+ ATPase活性亢進作用を介してNa^{+}/Ca^{2+}交換輸送を活性化することによる細胞内Ca^{2+}低下作用で作用を果たしていると考えられてきました。さらにはリチウムに甲状腺機能低下作用や多尿作用も明ら

かになったので、TSH（甲状腺刺激ホルモン）、ADH（抗利尿ホルモン）依存性にアデニール酸シクラーゼ活性を抑制して細胞機能を変化させることも関係しているとも考えられました。しかし、最近では「原因」でも指摘したようにイノシトール枯渇作用説やGSK－β阻害作用説が有力です。

［臨床作用］リチウムは抗躁効果、病相予防効果、抗鬱効果など双極性障害の症状全てに対応可能で、律動性の改善による自殺予防効果も果たすので双極性障害に対する基本薬剤です。また、仮に健常者が服用しても精神機能には影響を与えません。鎮静作用を示すことなく気分高揚、誇大性を抑制する点は他の抗精神病薬にはない優れた特徴です。リチウムの適応は躁病相がうつ病相より優位で、寛解期を有し、家族歴があって爽快気分が中心の古典的な躁病です。

以上の特徴がなく、不機嫌、精神症状を伴う症例はリチウムより次のバルプロ酸の効能が高い事が分かっています（Swann et al, 2002）[48]。服用後の再発率が30％程度なため以上の特徴があり家族歴が認められる症例には予防療法も可能です。総じて、家族歴を認めて病相回数が少なく、躁病相からうつ病相に移行するタイプで有効率が高いのですが、うつ病相から躁病相に移行するタイプや混合状態での効能は低いことが明らかになっています。

〈適応〉躁病、双極性障害の躁状態[2]。

〈副作用〉中毒作用として発現します。当初は悪心・嘔吐、多尿、振戦が、次いで小脳失調、構音障害、筋力低下、痙攣、意識障害などの中枢神経症状が、さらには生命の危機に瀕する重症副作用として急性腎不全、肺水腫、心伝導障害が報告されています。中毒症状が発現しやすいのは急性期（激しい躁症状）、長期維持療法中、自殺目的の服用時です。リチウムには特異的解毒剤が存在しないので、治療は輸液、利尿剤、人工透析などで対症的に対応せざるを得ません。

〈禁忌〉①てんかん等の脳波異常、②重篤な心疾患、③リチウムの体内貯留をおこしやすい状態にあるもの：（1）腎障害、（2）衰弱または脱水状態、（3）発熱、発汗または下痢を伴う疾患、（4）食塩制限患者、④妊婦・妊娠している可能性の婦人。[2]

〈後発製剤〉●リチオマール（藤永）、●炭酸リチウム（田辺東京、共和）

② バルプロ酸（デパケン™、協和発酵キリン）

［歴史］１８８２年に溶媒として合成されました。１９６５年に抗てんかん作用が、１９６７年に抗躁作用が明らかになり、２００２年に躁病、双極性障害に保険適応が認められました。

［薬理作用］電位依存性Na^+チャンネル抑制作用、Ca^{2+}チャンネル抑制作用、ＧＡＢＡ増強作用、イノシトール生合成阻害作用が明らかになっています。

［臨床作用］急速飽和療法を行えば早期の治療効果が期待できます（Hirsschfeld et al, 2000）[49]。維持療法での病相予防効果は大規模臨床研究が行われましたが、リチウムとの効能差は結論が出ませんでした（Bowden et al, 2003）[50]。しかし、急性交代型、混合

状態や不機嫌な躁病にはリチウムより有効です（Swann et al, 2002）[48]。

［副作用］気分安定薬の中では副作用が少ない製剤です。投与初期に肝機能障害を発症することがあります。稀ですが、重篤な副作用に抗アンモニア血症があり投与中の軽度な意識障害に注意を払います。

［禁忌］①重篤な肝機能障害、②カルバペネム系抗生物質の併用、③尿酸サイクル異常症[2]。

［後発製剤］●バルプロ酸ナトリウム（小林化工、共和、東和、日医工）、●バレリン（大日本住友）、●エピレナート（藤永）、●サノテン（辰巳）、●ハイセレニン（ＭＳＤ）、●バルプラム（アイロム）、●バルデケン（東和）

③ カルバマゼピン（テグレトール™、ノバルティス）

［歴史］現在、部分発作てんかんの第一選択薬です。てんかん患者に投与すると情動安定作用が認められたので躁病相に転用されて有効なことが明らかになりました(Okuma and Kishimoto, 1998)[51]。

［薬理作用］電位依存性Na^{+}チャンネル遮断作用、ＧＡＢＡ増強作用、アデノシン受容体作用、ＮＭＤＡ受容体依存性細胞内Ca^{2+}上昇抑制作用などが明らかになっています。

［臨床作用］躁状態に対する有効性は臨床試験で確認されました。

しかし、予防療法の有効性は低率でした（Okuma et al, 1981）[52]。躁病相がうつ病相より2倍以上長く寛解期が存在して躁転、うつ転がなく、30歳以上で発症して非定型的な精神症状や錯乱を示す症例に有効です（Okuma and Kishimoto, 1998）[51]。

［副作用］ 最も高率に発現する副作用は発疹です。放置するとスティーブン・ジョンソン症候群を発症して生命の危機に瀕します。この副作用発現と膠原病関連遺伝子のHLA—B*1502遺伝子には強い相関が認められるので（Chung et al, 2004）[53]あらかじめ調べておくべきでしょう。ただし、保険の適応にならない高価な検査です。

［適応］①てんかん（精神運動発作、てんかん性格及びてんかんに伴う精神障害、てんかんのけいれん発作〈強直間代発作、全般けいれん発作、大発作〉）、②躁病・双極性障害の躁状態、③統合失調症の興奮状態、三叉神経痛[2]

［禁忌］①本剤・三環系抗うつ薬に過敏症、②重篤な血液疾患、③第2度以上の房室ブロック・50拍・分未満の徐脈、④ボリコナゾールを投与中、⑤ポルフィリン症[2]

［後発製剤］●カルバマゼピン（共和）、●レキシン（藤永）

躁状態、軽躁状態、混合状態には前述のようにリチウム、バルプロ酸、カルバマゼピンを適正に運用すれば、高い治療効果が期待できます。各製剤の適応は繰り返しになりますが、リチウムは躁病相がうつ病相より優位で、病相間隔が長く、寛解期があり、家族歴があって爽快気分が中心の古典的躁病です。バルプロ酸はリチウム適応症状の特徴を欠く不機嫌、精神症状を伴う躁状態ないし混合状態です。カルバマゼピンは躁病相持続期間がうつ病相の2倍以上で、寛解期が存在して躁転、うつ転がない30歳以上で発症する非定型的な精神症状や錯乱が認められる症例です。

（２） 非定型抗精神病薬

本症の薬物治療はうつ病相が問題です。前述した３製剤に大きな期待ができません。このため非定型抗精神病薬のＭＡＲＴＡに分類されるオランザピンが期待されています。現在、オランザピンとＳＳＲＩの合剤が薬価収載承認申請中です。

非定型抗精神病薬は定型抗精神病薬が統合失調症の陰性症状に効能がなかったためにその欠点をカバーする目的で開発されました。本製剤はドーパミン受容体だけでなく、セロトニン、ヒスタミン、ムスカリン受容体阻害作用を併有します。セロトニン受容体遮断作用がある製剤はＳＤＡ、その他の受容体遮断作用も併せ持つ製剤はＭＡＲＴＡと呼称されます。製薬会社各社は、それらは陽性症状には定型抗精神薬と同等かそれ以上の効能を有し、陰性症状にも高い有効性を示すと宣伝していますが、セロトニン受容体遮断作用を有効機序とする〝セロトニンの矛盾〟の説明が合理的ではないので私はいずれの宣伝にも疑問を持っています。両製剤は抗うつ薬とともに開発費用が膨大だったために投資回収のために製薬会社が日本の精神科医療を収益主義とコマーシャリズムで支配、コントロールしていると批判されている代表的製剤です。ＳＤＡの代表的製剤にはリスペリドン（リスパダール™、ヤンセン）が、ＭＡＲＴＡの代表的製剤にはオランザピン（ジプレキサ™、リリー）とクエチアピン（セロクエル™、アステラス）があります。

［適応］①統合失調症、②双極性障害における躁障害の改善[2]。

［副作用］全体的に定型抗精神薬より軽度です。軽度なパーキンソン様症状とセロトニン欠乏症状が発現します。軽症副作用としては立ちくらみ、めまい、眠気、口渇、便秘、排尿困難、動悸などがあり、重症副作用に横紋筋融解症、重症不整脈、高血糖、低血糖、無顆粒症、肺栓塞症、深部静脈血栓症があります。

［禁忌］①昏睡状態、循環虚脱状態、②バルビツール酸・麻酔薬などの中枢神経抑制薬の強い影響下にある患者、③アドレナリン投与中、④糖尿病[2]。

2　漢方薬療法

本症の躁病相に有効な西洋薬はてんかんや統合失調症の陽性症状が適応の製剤が多くなっています。漢方療法で両疾患に有効な方剤は実証の少陽病の気逆剤です。四逆散、抑肝散、柴胡加竜骨牡蛎湯、大柴胡湯、小柴胡湯などで、いずれも柴胡剤です。柴胡には以前から臨床的に中枢作用が知られていました。柴胡加竜骨牡蛎湯は錯乱と瘀血との関係で大黄含有製剤（コタロー社、クラシエ社）を選択します。処方方剤は八綱、気・血・水弁証法で決定します。この際、瘀血と気逆が重要なポイントです。

症例報告では抑肝散（バルプロ酸併用）を気分安定薬として投与すると一定の成果が上がるとされました。また、黄連解毒湯をリチウム、バルプロ酸、オランザピンと併用すると有効とされています。虚証の診断例は少ないと思いますが、その場合は加味逍遥散の蒼朮製剤

（ツムラ社）か抑肝散加陳皮半夏の蒼朮製剤（ツムラ社）を選択します。躁病相での漢方方剤単独の効能には大きな期待はできませんが、併用によって西洋薬の効能の増強、投与量の減量、副作用の軽減が期待できます。

これに対してうつ病相には統合失調症の陰性症状と同様に漢方療法に大きく期待出来ます。本病相には西洋医学的には抗うつ剤が適応ですが、躁転やジッタリネス症候群・賦活症候群が発現すると病況が混乱します。病相を繰り返すと病相間隔が短縮するのが本症の特徴です。すなわち重症化して認知症になる確率が高くなります。本症と単極性うつ病は全く異なる精神疾患と考えて下さい。相対的にうつ症状が主病態の双極Ⅱ型障害にしても同様です。したがって、ドーパミン受容体の刺激作用が強い三環系および四環系抗うつ剤は本症には禁忌です。ＳＳＲＩ、ＳＮＲＩにしても少しでも躁転症状が認められた場合は直ちに投薬を中止して以後は投与すべきではありません。ベンゾジアゼピン系製剤の躁転は低率ですが、習慣性があるために慎重を期します。となると西洋医学的には薬物療法はないに等しくなります。

漢方療法は虚証の少陽病の気虚剤の適応がメインです。これに対して単極性うつ病の場合は本症より太陰病の比率が高くなります。適応方剤は補中益気湯、六君子湯、加味帰脾湯等です。全て朮方剤ですが、虚証、気虚が適応なので白朮製剤（コタロー社、クラシエ社）を選択します。八綱、気・血・水弁証法によって鑑別処方しますが、瘀血が認められる症例には駆瘀血剤を併用します。この際も、朮製剤は白朮製剤を選択します。また神経衰弱や性的神経衰弱が認められる症例には桂枝加竜骨牡蛎湯が、倦怠感、食欲不振が認められる症例は十全大補湯が適応です。さらに腎虚が認められる症例は八味地黄丸を併用します。混合型は適応方剤が限定されます。躁症状とうつ症状との相対関係で優位な病相適応方剤を上記の基準で選択しますが、同等の症例の選択肢は加味逍遥散しかありません。この場合は躁症状が拮抗しているので蒼朮製剤（ツムラ社）が適応です。

【非薬物療法】

本症の抗うつ剤の乱用は新たな精神疾患を生み出す可能性が高いので以下の非薬物療法、とりわけ身体療法を第一選択治療法と考えるべきです。

1．電気痙攣療法（ＥＣＴ）

「単極性うつ病」で解説しました。

2．身体療法

（1）光療法

本症の中で冬季はうつ病相で、春に軽躁病相に躁転する双極Ⅱ型障害が適応です。さらに、過眠、過食、甘いものが異常に食べたくなる炭水化物飢餓症、体重増加などの非定型症状を伴う症例にはさらに有効です。しかし、指導が面倒なのと保険適応にならないことが問題です。朝方6時ごろから2時間程度の日光浴を指導します。厳格に行わなくても早起きをして毎朝太陽光を十分に浴びる生活リズムを指導することは臨床的に意味があります。

（2）断眠療法

躁病相の治療法です。部分断眠法と全断眠法があります。いずれも睡眠を妨害することで気分の改善を図ります。医師、看護師、心理療法士、作業療法士がチームを組んで患者が好きな麻雀、ポーカー、ビデオ鑑賞、テレビゲームに一晩中付き合って眠らせずに過ごさせます。翌日は眠くなっても夜まで寝かせません。治療スタッフは大変ですが、患者のために治療者が苦痛に耐える誠に人間的で愛情あふれる治療法です。ちなみにこの２日間の治療法は健康保険では「精神科デイ・ナイトケア」に相当し治療者が何人参加しても診療報酬は１０４０点（１０４００円）です。日本の保険診療はＷＨＯの調査では世界一ということになっていますが薬物療法と比較して人的な報酬は貧弱です。しかしスタッフの涙ぐましい努力にもかかわらず、悲しいことに効果が認められた患者の半数近くが再発します（山田、中島、1996）[54]。

3　心理社会的療法

本症は精神疾患の中でも生物学的要因が強い疾患ですから、薬物療法が中心になるのはやむを得ません。しかし、精神療法は必要です（加藤、2004）[55]。精神療法の本旨は生育歴に深く立ち入って深い洞察を促す力動的精神療法ではなく、疾患に対する知識と対処法を身につけさせて現実の問題を行動療法的な技法で修正することを目的とします。

（1）　心理教育療法

本症に対する薬物療法は急速交代型などの再発を繰り返す症例には限界があります。それらの患者さんの中には疾患に対する知識や病識が希薄で疾患を受け入れる態度が不足しているために勝手に服薬や通院を中断する人が多い事が再発の最大の原因になっています。このような患者さんに心理的な配慮をしながら治療教育を行うのが心理治療教育です。薬漬け精神科医療の日本では高く評価されていませんが薬物療法と精神療法は本症治療の両輪です。心理教育の目的は以下の4点です。本症に関する本を読ませることも重要です。本書も適当な書物と自負しています。

①　疾患の病態と治療法の正確な知識を持たせる。

②　治療の必要性を受容させる。

③　現実の病相の誘因を正しく理解させて今後予想されるストレスを予測させてそれらを軽減する対策を施す。

④　気分の状態を自覚できるように援助して、再発の初期兆候を自覚して家族と共有させる。

（2）　対人関係療法－生活リズム療法

対人関係療法が認知行動療法と同様に単極性うつ病に有効なことはすでに確定しています(水島、2010)[51]。本療法はいかなる状況でうつ病相になるかを定かにして、状況に応じて対人パターンを変化させる対策療法です。対人関係での以下の4問題点の中から患者と相談して1点を選別します。

①　悲哀（たとえば重要な人の死）

② 対人関係上の役割を巡る不和
③ 役割の変化
④ 対人関係の欠如（本症では以下に述べる理由で選択しない方が良いでしょう）

本療法で重要な事は、治療者は患者に共感的に接し、提案はするが指示や評価はしない事です。特に患者の人生観や世界観ともいえる中核的信念には触れないように配慮します。このため、現状の問題に限ってテーマとして精神内界ではなく行動の変容を目的とする現代的な精神療法の特徴を有する力動的精神療法と理解してください。本療法は単極性うつ病には完成した精神療法ですが、本症は、たとえば断眠によって躁転するように社会的同調因子によって病状が変化する虚弱性を有しているので生活リズムが問題になるために超規則的生活を加えます。

超規則的生活の重要5ポイントは①起床、②初めて人に会う、③仕事を始める、④夕食、⑤就寝です。以上のポイント行動の時間を正確に記録して現実的な目標を定めて、実生活との差をモニターしながら修正していきます。以上のような対人療法と超規則的生活を合わせた精神療法は対人関係－生活リズム療法と呼称します。急性期にこの治療法を受けた患者は再発までの期間が有意に長いと報告されています（Frank et al, 2005）[57]。尚、本療法は〝5月病〟にも有効です。5月病は入学、入社直後のゴールデンウイークの長期休暇によって睡眠相が後退して、時に昼夜逆転現象が発現する適応障害ですが、この病況ではうつ症状が発現したからといって安易な抗うつ剤の投与は禁忌で、定時起床・食事・就寝の習慣化が最も有効な治療法です。

（3）　家族療法

本症の遷延例は夫婦間の人間関係に病理が認められます（西園，1976）[58]。本症では高ＥＥ群は低ＥＥ群より再発率が5倍です（Miklowwitz et al, 1988）[59]。ＥＥとはExpressed Emotion（感情表現）の略称で治療者が患者家族と面接して患者に対する批判的なコメント、攻撃性、過度の感情性などを操作的に定義する評価法です。家族内いじめ係数と考えればよいでしょう。以上の結果は家族に対する心理教育の必要性を示しています。システム心理教育的家族療法を行えば再入院率が低下します（Retzer et al, 1991）[60]。まず家族教育から始めて、患者と家族は前兆や病相を誘発するストレス、薬物療法の必要性を共有して、躁病相やうつ病相の前駆兆候への早期介入などの再発予防計画を策定します。中期には患者と家族の演習を繰り返して葛藤場面でのコミニケーションを促進してＥＥ低減を計ります。後期には疾病や家族環境に関連する問題を特定して解決を図ります。

《本症に罹患した著名人》

以下に記した著名人のなかで生存している人は、本人、主治医の発表あるいは精神科専門医のコメントやメディア発表を精神医学的に考察して、私が本症と確信した人に限って記述しました。尚、敬称は省略しました。また、エピソードはインターネットも参考にしました。時代順にミケランジェロ、ゴッホ、トルストイ、バルザック、ヘミングウェイ、チャーチル、竹脇無我、小川宏、北杜夫、高島忠夫などの人々です。

フィンセント・ファン・ゴッホは本症のために錯乱して自らの耳を切り落とし、その後は被毒妄想を発症して精神病院に強制入院させられました。その後、転院しましたが意識喪失が発現しててんかんの診断も受けており、服毒自殺も何回か試みています。そして37歳で猟銃自殺しました。ただし、少年の発砲による事故死との少数意見も伝えられています。

ノーベル文学賞受賞者のアーネスト・ヘミングウェイは2回の航空機事故に起因する双極性障害に苦しみ執筆活動が不可能になって62歳でライフル自殺しました。

イギリスの首相であったウインストン・チャーチルは若いころから双極性障害に苦しみました。彼の父親は双極性障害に認知症を併発して精神に異常をきたして45歳で死亡しています。親族に双極性障害発症者が多かったので、彼は本症が遺伝性の疾患と自覚していたようです。彼は躁病相とうつ病相を頻回に繰り返したので急速交代型と考えられています。国会で演説中に突然演説を中止して座り込み、小さな声で「私の話を聴いてくれてありがとう」とつぶやいたというエピソードも伝えられています。

竹脇無我は親友の松山英太郎が食道癌で死亡した事と二枚目を演じるストレスから双極性障害を発症しました。自殺の衝動を酒で抑えていましたが台詞が全く頭に入らないようになり過食が原因で糖尿病を併発した事もあって入院を余儀なくされました。8年の闘病生活後は闘病体験を語れるまでに回復しましたが、今度は尊敬していた森重久弥が死亡した精神的ショックで病状が悪化して、最終的には脳幹出血で死亡しました。67歳でした。

高島忠夫は阪神・淡路大震災で自宅が全壊した、26年間務めたレギュラー番組の司会を交代させられた、母親が病気になったなどの諸事象を契機として本症を発症しました。5年以上の闘病生活を経て、現在は双極性障害（うつ病）への理解を深める活動を行っています。

アナウンサーの小川宏は本症を発病して鉄道自殺を図った事を告白しています。彼は本症を克服して「病気は人生の挫折ではない」と自らの著書で語っています。高島と同様に本症を啓蒙する講演活動などを行っています。

本症を一般に知らしめたのは作家であり精神科医でもあった北杜夫です。彼は父の斎藤茂吉の命令で志望外の医学部に進学しました。外科医になる事を命令されましたが眼科の麦粒腫（大阪で〝めばちこ〟、東京で〝ものもらい〟）の手術を見学して失神して、自らの意思で精神科医になる事を決めました。このような経緯も原因になったのか、壮年期に双極I型障害を発症しました。自らの症状をエッセイでユーモラスに記述して世間の躁うつ病に対するマイナスイメージを和らげる事に貢献しました。精神科医としての最大の業績でした。彼は躁病相期に株に投資して巨額な損失を被り自己破産と準禁治産者に認定されています。

最近では女優のキャサリン・ゼタ・ジョーンズが本症で入院加療を受けたと報道されました。さらに、投身自殺した元歌手の藤圭子は伝えられる過去の言動から本症の可能性が高いと推察されます。精神科医の診療が伝えられていませんのでリチウム等の適切な治療を受けていればこのような悲劇的結末で人生を終わる事はなかったと思います。大変気の毒なことです。

《小まとめ》

①双極性障害にはⅠ型とⅡ型があり、Ⅱ型は診断が難しくしばしば「単極性うつ病」と誤診される。

②診断には躁症状は気分高揚が、うつ症状は抑うつ気分と興味消失が必須症状である

③双極性障害のうつ病相の「単極性うつ病」のうつ症状に対して特異的なのはⅠ型は精神症状、焦燥、Ⅱ型は自殺企図、不安、月経前不快気分、アルコール乱用（女性）、非定型うつ病関連症状である。

④双極性障害のうつ病相には抗うつ薬は禁忌であり、非定型抗精神病薬にも大きな期待はできない。このため、漢方療法と身体療法、心理社会的療法の併用療法を第一選択治療とする。

Ⅳ　人格障害

【歴史】

人格障害は19世紀後半から20世紀前半にかけてその疾患概念が盛んに議論されました。その源はプリチャードの反社会性に注目した諸概念でした。その概念はコッホの精神病低格、ツィーヘンの精神病体質といった概念で精神病と正常精神状態の中間に位置づけた疾患として提示されていきました。このような学問状況のなかでドイツの精神医学者クレペリンは「人格の発達障害を有するが精神病には至らない」と定義しました。彼は精神病を慢性に経過して人格に欠陥を残す早発性痴呆症（現在の統合失調症）と躁うつ病を二大精神病と規定したので、両者より軽症の精神疾患と考えたのです。

このクレペリンの理論に反対したのが同じドイツの精神科医シュナイダーでした。彼は人格障害は精神病質を伴う上位概念として「平均からの変異や逸脱」と指摘した上で、その精神病質を「その人格の異常さゆえに自らが悩むか、または社会が苦しむ異常」と定義したのです（Schneider, 1923）[61]。すなわち、シュナイダーは人格障害は「病気ではなく思考の隔たりが著しく逸脱している」人と考えたのです。現在では人格障害は精神疾患と認定されて、ＤＳＭ－Ⅲ（１９８０）では様々な人格障害の概念の受け止めが試みられ、ＩＣＤ－10（１９９２）に記述された疾病としての人格障害の概念と類型は世界的標準として受け入れられていますのでシュナイダーの理論は結果的に間違っていたのですが、彼の理論は現代社会に大きな命題を残しました。つまり、人格障害は患者の治療のために行われる一般の医学診断と異なって、社会が苦しむあるいは周囲の人を困らせる、という病識も苦痛もない患者本人の意思とは別のところで行われる精神疾患の診断は社会の立場あるいは医療の名のもとに患者を一方的に治療することになりかねない人権上の問題を必然的に孕んでいたのです。

【病型】

人格障害はDSM－Ⅳ－TRによって以下の3カテゴリー10病型に分類されました。表9に病型表を示しました（表9）。

◆クラスターA群

風変わりで自閉的で妄想を持ちやすく奇異で閉じこもる性格が特徴です。精神疾患は非定型精神病と称される併発ないし移行型の疾患が多いのですが、私は統合失調症と親和性が高いと考えています。妄想型人格障害、統合失調質人格障害、統合失調型人格障害の3病型に下位分類されています。統合失調質人格障害は更年期婦人に少なくありません。

◆クラスターB群

感情の混乱が激しく演技的、情緒的で、ストレスに弱く他人を巻き込む病型です。私は双極Ⅰ型障害と成人高機能型発達障害（アスペルガー障害）と親和性が高いと考えています。反社会性人格障害、境界性人格障害、演技性人格障害、自己愛性人格障害の4病型に下位分類されています。

表9　DSM-IV-TRによる人格障害の病型分類

◆クラスターA群（統合失調症と親和性あり）

◇妄想型人格障害
◇統合失調性人格障害
◇統合失調質人格障害

◆クラスターB群（双極Ⅰ型障害、アスペルガー障害と親和性あり）

◇反社会性人格障害
◇境界性人格障害
◇自己愛性人格障害（ICD-10には病型設定なし）
◇演技性人格障害

◆クラスターC群（双極Ⅱ型障害、単極性うつ病と親和性あり）

◇依存性人格障害
◇回避性人格障害
◇強迫性人格障害

◆クラスターC群

不安と恐怖心が強く、周囲の評価がストレスの原因になる性格です。私は単極性うつ病と双極Ⅱ型障害と親和性が高いと考えています。回避性人格障害、依存性人格障害、強迫性人格障害の3病型に下位分類されています。

いずれのクラスターの病型も更年期で発症・増悪しますが本書では紙面の制約で女性に多いクラスターB群の境界性人格障害、自己愛性人格障害、演技性人格障害、クラスターC群の回避性人格障害、依存性人格障害に焦点を絞りました。

クラスターB群人格障害

1　境界性人格障害

【概説】

境界性の病名は神経症と統合失調症などの精神疾患との境界症状が発現する事に由来しています。マスターソン（Masterson, 1972）[62]、ケルンブルグ（Kernberug, 1975）[63]の治療的研究やグンダーソン（Gunderson, 1984）[64]の文献的研究によって人格障害と認定されるに至りました。気分障害とも関連があり、日本人に最も多い人格障害です。次述の自己愛性人格障害と類似点が多数存在します。コントロール不可能な激しい怒りや抑うつ、焦燥感など気分に著しい変動があり、対人関係が常に不安定な人格障害です。例えば、ある人を過剰に理想化すると思えば、他の人は極端に過少評価するといった極端なダブルスタンダードな〝ジコチュウ〟性格が特徴です。また、同一人物に対する評価が気紛れに正反対に急変します。

【疫学】

全人口比0.7〜2.0％の有病率で、思春期、性成熟期、更年期の女性に高率です。

【原因・背景】

先天異常による脳の生理機能異常も原因になりますが、多数を占めるのは肛門期性格を背景にした幼少期の身体虐待、性的虐待、過干渉、機能不全家族（ほったらかし）などの社会的要因です。特に母親の養育態度の一貫性の欠如や過干渉によって持続的な愛着関係が形成されないために外傷体験を繰り返すことで安定した人間関係の維持困難が重要な要因です（母原病）。我が国で本症は明らかに増加していますが、その原因として伝統的な生活様式や価値観の衰退、価値観や指向性の多様化・混乱などの現代情勢や社会環境の変化が指摘されています（林、2005）[65]。10％前後の高い自殺傾向が報告されています。

【症状・診断基準】ＤＳＭ－Ⅳ－TRの診断基準は以下の9言動のうち5項目以上を満たす症例と規定しています。

（1）理想と想像のなかで、見捨てられまいとする異常な努力を重ねる（項目⑤を含まない）。

（2）理想と脱価値化の間で激しく揺れ動く不安定で激しい対人関係（意見の衝突を恐れて自らをごまかしウソをつく）。

（3）同一性障害（他人には明らかな言動の矛盾を認知できない）。

（4）自己破壊的な衝動的行動（浪費、飲酒、性行為、無謀運転、ヤケ食い）。
（5）自殺行為のそぶり、脅し、自傷行為の繰り返し。
（6）気分変調に起因する2〜3時間持続する感情不安定。
（7）慢性的な空虚感。
（8）不適切で制御不能な怒り。
（9）ストレスに関連する一過性の妄想、重篤な解離症状。

特に〝自殺行為のそぶり〟は重要です。抑うつ症状時の「死にたい」発言は必ずしも明確な自殺企図や自殺念慮を意味しません。「死にたい」程怒っているとの意思表示です。尚、念慮は妄想の一種ですが、本人がその不合理にわずかに気が付いています。また、近年、病院と学校で増加している「モンスターペイシェント」、「モンスターペアレント」さらには「クレーマー」、「ストーカー」は本病型と次の自己愛性人格障害と強い親和性があります。

【西洋医学的治療】

精神療法では「自ら治る」と説得、指導する事に重点を置きます。成功すれば前述の認知行動療法に期待できます。

薬物療法はＳＳＲＩの有効性が報告されていますが、私は絶対に反対です。最近の製薬会社に踊らされたＳＳＲＩ信奉は困ったことです。〝精神疾患＝うつ病〟理論が蔓延しています。その他では三環系抗うつ剤、非定型抗精神薬、ω－3脂肪酸（α-リノレン酸：ＡＬＡ、エイコサペンタエン酸：ＥＰＡ、ドコサヘキサエン酸：ＤＨＡ）、体内麻酔薬拮抗薬の有効報告があります。このなかで非定型抗精神薬には反対しませんが、三環系抗うつ薬には反対です。ＳＳＲＩより臨床作用が強い抗うつ薬だからです。いずれにしても薬物療法はあくまで自傷や睡眠薬の大量服薬の予防目的と考えます。

【漢方医学的治療】

漢方精神療法で重要な点は神経症の発症原因になったと患者が考えているストレス事象を直接聞き出すことです。多くは万人の同情が得られない「なーんだ、そんな事なのか」という些末で不合理な事象です。なかなか告白しません。しかし、聞き出す事に成功すれば治療の半分は成功です。その事案の不合理性に「そんな事に拘っていたらかえって損をするよ」と患者の利得を濃密に絡めて「言葉は優しく、態度は厳しく」粘り強い認知行動療法を行います。人格障害は自罰性が欠如して他罰性が亢進しているので「損得勘定」には異常に強い関心と拘りがあります。

薬物療法は病況を考慮して虚実証を重視して気逆剤、気滞剤、気虚剤を機動的に運用します。駆瘀血剤も重要な地位を占めます。本症の特異的症状の衝動性、攻撃性が強く怒りっぽくて虚言が多い時は漢方医学的には統合失調症の陽性症状、双極性障害の躁病相と同様に気逆状態にあり、瘀血の併発も高率です。従って気逆剤として四逆散、抑肝散、柴胡加竜骨牡蛎湯などを選択します。虚証の場合は抑肝散加陳皮半夏が適応です。駆瘀血剤として桃核承気湯、桂枝茯苓丸、加味逍遥散を併用します。抑うつ症状や空虚感などは陰性症状発現時にはうつ状態と同様な診断基準で、気滞状態の場合は気滞剤、気虚の場合は気虚剤を適応方剤とします。気滞剤には香蘇散、半夏厚朴湯、柴朴湯などが、気虚剤の代表的方剤は補中益気湯、六君子湯、加味帰脾湯、桂枝加竜骨牡蛎湯です。気虚剤は抗うつ薬と同様に症状が陽転（気逆化）して衝動化、攻撃化する可能性に注意しなければなりません。この初期徴候としてＳＳＲＩと同様に「キブンが悪い」と訴えます。本症には統合失調症や双極性障害のような明確な病相差はありません。双極性障害の混合状態のように病相はハイになったり、ロウになったりと目まぐるしく病状が変化します。このような病況でも本症では衝動性や攻撃性が主要な症状ですから陽転・気逆化に配慮しつつ気逆症状をメインとします。ロウ（抑うつ症状）がメインの病況では気虚剤、気滞剤を適応として、いずれがメインか判別不明の病況では加味逍遥散を処方します。

《小まとめ》

①境界性人格障害はジコチュウ的な認識による見捨てられ感によるコントロール不可能な激しい怒りや抑うつ、焦燥感など気分に著しい変動が特徴で対人関係が常に不安定である。

②境界性人格障害には抗うつ薬療法を行ってはいけない。

③治療は漢方療法を併用した損益採算性を重視した認知行動療法ないし対人関係療法に期待ができるが困難が予想される。

2　自己愛性人格障害

【概説】

本病型はＩＣＤ－10には規定されていないＤＳＭ－Ⅳ－TR単独病型です。本人格障害の特徴は自己愛の肥大に起因した自己誇大視です。わがままで尊大な態度を示し、常に注目と称賛を求めます。厚顔無恥、誇大妄想、顕示欲が強い性格で、自分を特別な存在と考えていますので他人の非難に耐えられず、様々な対人障害が発生します。周囲から軽視、軽蔑されていると自覚した場合に抑うつ症状が発現します。無自覚型と過敏警戒型に分類されますが日本では前者が多いとされています。一般的にはナルシズムとよばれます。こう表現すればあなたの周囲にも多いことに気づくでしょう。ＩＣＤ－10のように境界性人格障害とセットで扱われることが多いのですが本症の方が内的規範は高いのが特徴です。境界性人格障害の回復期に本症になることや本症の憎悪期に境界性に移行するので両人格障害は連続疾患と考えてよいでしょう。

【疫学】

全人口比0.4～0.8％の有病率で、成人男性（50～70％）に多く、マザコンと深い関係があります。しかし、最近では更年期女性が増加しています。私は卵胞ホルモン分泌減少と関係があると考えています。

【原因・背景】

肛門期の養育不全、幼少期の母親の過保護、父親の不在または虐待が主たる原因です。わが国では人格障害の共通の原因として虐待が、米国では過保護が多いとされています。しかし、本人格障害に限って我国でも過保護、甘やかしが大きな要因です。日本では母親の意が叶う時に限って子供の自己愛は受け入れられ、意に沿わない場合は拒絶される親子関係ではその時点で子供の誇大的な自己がストップします（欠陥状態）。虐待が原因の場合は暴力や束縛だけでなく、多忙な両親に放置無視される、〝ほったらかし〟も含まれます。

また、幼少時にルックスがよい、家柄が良い、成績が優秀などの理由で過大な称賛を浴びるなどの環境要因も大きく影響します。本症の万能感は親子関係で強化されます。うぬぼれが強いので積極的な自己顕示によって周囲から「頭がよい」、「仕事ができる」と実情以上に評価されているので不適応な言動は周囲に著しく奇異な違和感を与えます。反面、自分に向けられた非難や批判には激しい怒りや憎しみを抱き、屈辱感や落胆が増強します。しかし、非難や批判を素直に受け入れずに、嘘や詭弁でごまかそうとするので失敗から学ぶことはありません。このため「自己愛性人格障害の人は良心に乏しく、利己主義で邪悪な人間である」とまで言われます[66]。

【症状・診断基準】

ＤＳＭ－Ⅳ－ＴＲの診断基準は以下の９項目の中で５項目以上を満たす症例と規定されています。

（１）自己の重要性に関する誇大な感覚
（２）限りない成功、権力、才能、美しさ、理想的な愛に囚われている。
（３）自分は特別だから、その価値は自分より地位が高い人しか理解できないと考える。

（4）過剰な称賛を求める。
（5）特権意識が過剰で、特別有利な取り計らいを期待し、自分の期待に自動的に従うことを正当な理由なく期待する。
（6）自分の目的を達成するために他人を不当に利用する。
（7）他人の気持ちや欲求を認識・理解しようとしない。
（8）他人を嫉妬する。また他人が自分を嫉妬していると思い込む。
（9）尊大で傲慢な行動と態度。

いずれもひどい「ジコチュウ」症状でもはや「キョクチュウ」です。典型的な症例では精神科医でなくても診断は容易です。診断に迷うのは軽度に発現している場合や潜在性の場合です。しかし、付き合いが長ければ誰でも気付きます。

【西洋医学的治療】

精神療法は精神分析療法と認知行動療法が行われます。いずれも治療成功の鍵は患者から信頼されることにあります。患者に強く信頼されると鏡転移や理想化転移の自己愛転移に導入することができます。自己愛転移に導入できた場合は共感的に患者の誇大性と能力を認めつつ正しい部分は肯定して、間違っている点については徐々に現実的に修正することで患者の欠損部分を修正していきます（Kohut, 1971）[67]。この意見に対してケルンベルグ（Kernberug, 1975）[63]は自己愛性人格障害の精神療法の中心問題は怒りと羨望にあるので、医師を理想化する患者の必要を受け入れるより、患者の防衛に直面化することが治療を前進させると主張しました。つまり「ジコチョウ」の是正ではなく、患者の利益を中心に治療にあたるべきと考えたのです。私の損得重視認知行動療法と相通じています。

★「鏡転移」：医師が自分を理解して愛していると認識して、それまでひそかに抱いていた誇大な自己を医師に見せようとすること。

★「理想化転移」：医師を絶対的完全な人物と認識して、崇拝する態度を見せるようになること。反対に徹底的に軽蔑するのが負の理想化転移です。

もとより薬物療法には大きな期待はできません。本人格障害でもＳＳＲＩの有効性の報告が散見されますが、私は既に述べてきた理由で絶対に反対です。精神病＝うつ病概念はもはや製薬会社が作ったビョーキです。病状が重篤で精神療法が全く無効な場合は非定型抗精神薬の適応とします。病状によっては双極性障害治療薬のリチウムや抗てんかん薬のカルバマゼピン療法も考慮します。更年期、閉経期の女性でほてり、発汗、手足のしびれ、不眠などの卵胞ホルモン依存性愁訴（假野、西川、1984）[5]が認められる人には卵胞ホルモン補充療法（ＨＲＴ、ＥＲＴ）を併用します。

【漢方医学的治療】

漢方医学的な精神療法でも信頼されて敬愛される信頼関係は重要です。漢方医だからより重要です。しかし、漢方医学の精神療法は儒教的な徳を強制する宗教的な側面があります。このような哲学色が強い精神療法に患者は聞く耳を持ちません。患者は「ジコチュウ」に走っていますので実利的側面を付加することが必要です。患者が主張するストレスの原因になった事象は些末なことが多いのですが、その些末さについて、実例を挙げて「そんなことに拘っているとかえって損をするよ」と拘りの損益的不採算性を「言葉は優しく、態度は厳しく」強調します。本症も損得には異常に敏感です。

本症は気逆病態が主体をなしていますから、まず運動療法を指導します。もちろん「気」の異常に対する歴史的な運動療法の「気功」は有効です。薬物療法は気逆剤を中心に運用します。実証の患者には四逆散、抑肝散、柴胡加竜骨牡蛎湯（大黄含有製剤）が、間証では加味逍遥散（蒼朮製剤）、虚証では抑肝散加陳皮半夏、桂枝加竜骨牡蛎湯などを選択します。執拗なうつ症状が発現する場合は香蘇散、半夏厚朴湯、柴朴湯などの気滞剤を処方します。錯乱状態で瘀血が認められる症例には駆瘀血剤の併用が有効です。水毒が認められる患者さんも少なくないので、その場合は利水剤も併用します。有経女性は月経周期によって病状が変動します。健常女性でも卵胞ホルモン期の卵胞期には気逆傾向になり、黄体ホルモン優位の黄体期では気滞、気虚傾向が強くなります。卵胞ホルモンには神経賦活作用と利水作用が、黄体ホルモンには神経抑制作用と利水抑制作用があります。両ホルモンは気・血・水に大きな影響を与えます。

《小まとめ》

①本人格障害の特徴は自己誇大視にあり、わがままで尊大な態度を示し、厚顔無恥、誇大妄想、顕示欲が強い性格で、自分を特別な存在と考えているので他人に非難されると抑うつ

症状が発現し、様々な対人障害が発生する。
②原因は肛門期性格者が幼児期に過保護やほったらかし養育を受ける事と関係している。
③症状は「キョクチュウ」である。
④治療は抗うつ薬は絶対に投与してはならない。漢方薬を併用した損益不採算性を強調した認知行動療法に希望がある。

3　演技性人格障害

【概説】

他人の注目や関心を集めることを目的にした奇抜で派手な外見や大げさで演技的な言動が特徴です。他人に対して自分を実際以上によく観せる願望が強い人格です。「ええかっこし」です。認知は変わりやすく、空想的、自己中心的で他人への配慮は欠落しており、虚栄心が強くわがままで子供っぽい性格です。一般的にはヒステリー性格と呼ばれます。周囲の人間の関心を集めて自分が中心でなければ気が済まないので状況が悪化すると感情を爆発させます。自分を美化させるために人を平気で利用し、自分を受け入れない人には激しい敵意をむき出しにして、自己破壊的な言動や不適切で挑発的な性行動をとります。「むちゃくちゃし」です。他人には興味がなく受け入れられないために豊かな人間関係を構築・維持できません。自己愛性人格障害と似ていますが、自己愛性人格障害は「自分は偉いから他人を利用して当然」と考えるのに対して、演技性人格障害は他人から尊敬や注目を集めるために人を利用する点が動機的に異なります。病状が悪化するとより周囲の注目を集めるために自殺未遂などの反社会的な行動を平然と演技的に行います。外面性が高い反面、内面が希薄で人間としての底が浅く外面を繕うために平然と妄想性の嘘をつきます。アルコール依存性が高いのも特徴です。

【疫学】

全人口比2.1%の有病率で90%が女性です。同じクラスターB群で病像が似ている反社会性人格障害は男性が90%と両病型に明らかな性差が認められるのは大変興味深い事実です。遺伝子、神経伝達物質、エストロゲン・アンドロゲンが関係していると思われます。

【原因と背景】

口唇期性格・肛門期性格に加えて過保護や虐待、親の愛情を受けずに育ったことが主要因です。本人格障害でも日本では虐待が、米国では過保護が多いのは興味ある事実です。和を尊ぶ組織主義と自己愛が強い個人主義の国民性の差が関係しているのでしょう。

【症状・診断基準】ＤＳＭ－Ⅳ－TRの診断基準は以下の8項目の中で5項目以上を満たす症例と規定されています。

(1)自分が注目の的になっていないと楽しくない。
(2)他人との関係に不適切に性的、魅惑的、挑発的態度を示す。
(3)浅はかな感情を表に出す。
(4)自分に関心を引くために身体的外見を利用する。

(5) 発言は常に感情的でオーバーだが内容がない。
(6) 芝居がかった態度と誇張した表現が多い。
(7) 他人や環境の影響を受けやすい。
(8) 対人関係を実態以上に親密なものとみなす。

総体的に誰にも尊敬されない軽薄な人格です。自己愛性と似ていますが、自己顕示性がやや弱くそれを演技言動でカバーしようとする涙ぐましい自助努力が鑑別点です。自己愛性より自尊性が低い性格です。女性が多いことと関係があるかもしれません。自己愛は「ジコチュウ」の本態の自罰性の欠如と多罰性の高進は本人格障害では他病型と比較して特徴的ではありません。

【西洋医学的治療】

認知行動療法、対人関係療法、集団療法、夫婦療法を行います。特に、損益不採算性を強調した認知行動療法は自己愛性人格障害より有効性が期待できます。自尊性が低いので受け入れやすいのです。ただし、〝人格障害〟の病名を告知しただけで怒りだして手がつけられなくなって治療の続行が不可能になるのでこの点に格別の配慮が必要です。

薬物療法は本人格障害でも三環系やSSRIなどの抗うつ薬は禁忌です。非定型抗精神薬に効能が期待できますが、精神療法を優先すべきです。

【漢方医学的治療】

精神療法は基本的に自己愛性人格障害と同じです。本人がストレスの原因となったと思いこんでいる事象を直接聞きだします。ここでも不合理で些末な事象が多いのですが、その不合理性を合理的に説明して「拘り続けると損をして、ＱＯＬが低下してつまらない人生になってしまう」と諭します。自己愛性人格障害より長期的な視点で粘り強く説得します。

薬物療法は病況に気・血・水全ての異常が関係しているので病状の変化に応じて厳密な弁証が必要です。特に気証は気逆、気滞、気虚が目まぐるしく周期的に変化するので、証の変化に注意します。したがって、気逆、気滞、気虚に対応できる駆瘀血、利水方剤が適応になるので必然的に加味逍遥散が選択されることが多くなります。気逆には蒼朮製剤、気虚には白朮製剤が適応です。気逆は虚実証で、気虚剤は陰陽証で鑑別処方します。本人格障害でも副作用としての気虚剤による気逆化に注意が必要です。利水方剤を併用する場合は虚実証と白朮／蒼朮証の鑑別が必要です。不安症状が強い場合は柴胡桂枝乾姜湯、温清飲、半夏瀉心湯、柴朴湯を併用します。

《小まとめ》

①他人の注目や関心を集めることが目的の奇抜で派手な外見や大げさで演技的な言動が特徴である。他人に対して自分を実際以上によく観せる「ええかっこし」、「むちゃくちゃし」が多い。

②認知は変わりやすく、空想的、自己中心的で他人への配慮は欠落しており、虚栄心が強くわがままで子供っぽい性格である。

③主原因は幼少時の過保護や虐待、親の愛情を受けずに育ったことにある。
④本人格障害でも抗うつ薬は禁忌で、認知行動療法、対人関係療法、集団療法、夫婦療法を行う。特に、損益不採算性を強調した認知行動療法は自己愛性人格障害より有効性が期待できる。ストレスの原因になった些末な事象を聞き出すことがポイントになる。

クラスターC群人格障害

1　回避性人格障害

【概説】

自身の失敗や周囲からの拒絶などの否定的評価や、強い刺激がある状況から逃避しようとする言動が特徴です。自分は社会的に不適格で魅力に欠けていると思い込んで、笑われる、恥をかく、排除される、嫌われることを極度に恐れるあまり、社会的活動の抑制、自分にはふさわしくない感覚、社会的評価に対する過敏さ、社会的な交流の回避などで特徴づけられる人格障害です。引きこもって生活範囲を制限する傾向が強いですが、時に周囲の注目を集める目的で自らの人格特性と逆の言動をとります（反動形成）（Millon and Davis, 1995）[68]。本クラスターの共通した特徴として自罰性はクラスターB群と比較して毀損されていないだけでなく患者によっては亢進しており、また多罰性は亢進していません。

【疫学】

有病率は全人口比0.5〜5.0％で、成人早期に発症する事が多く性差は認められません。

【原因と背景】

社会的、遺伝的、心理的諸要因が複合的に関与して発症します。口唇期性格、肛門期性格がベースになり小児期・思春期の不安要因によって引っ込み思案、臆病、尻込みなどの特徴が際立った気質になります。同時期に親や友人から疎外（シカト）され続け、相互関係を構築する努力を重ねたものの、繰り返して非難されるうちに（防衛的な殻）に変質していきます。大食症がクラスターA、B群の特徴であるのに対して神経性食思不振はクラスターC群の特徴です。

【症状・診断基準】

ＤＳＭ－Ⅳ－TRの診断基準では以下の7項目の基準の中で4項目以上が該当する症例と定義されています。自罰性に注目してください。

（1）非難、反対、排除を恐れるあまり人的接触が多い職業活動を避ける。

（2）自分に好感を持っていると確信した人間以外とは交流しない。

（3）自尊感情が非常に低いために、恥をかく、笑われる、排除されることを恐れて、親密な対人関係を構築する事を控える（自罰性）。

（4）非難されないか、排除されないかとの心配に常に心を奪われている。

（5）自分は相手にふさわしくないとの自己評価から人と出会っても交流を控える（自罰性）。

（6）自分は社会人として不適格であり、魅力に欠け、他人より劣っていると常に考えている（自罰性）。

（７）新たな行動に着手する場面で、恥をかく恐れから、リスクある行動を極端に嫌がる。

「単極性うつ病」の行動特性と似ていますが、抑うつ症状の発現は低率で、言動は確信的で気分反応性や症状発現の選択性はありません。

【西洋医学的治療】

治療の主目的は患者自身の大げさな自己否定の非妥当性を認識させることです。このため社会生活技能訓練（ＳＳＴ）が重視されています。ＳＳＴは認知行動療法の一種ですが社会学習理論を基盤とした支援方法です。ＳＳＴ実践のために患者同士で話し合う集団療法も行われています。また、通常の認知行動療法や少しずつ社会的接触を増やしてゆく暴露療法も有効です。いずれの治療法も患者から信頼されることが必要で患者の信頼獲得、維持が治療の鍵になります。音楽療法の有効性も知られています。薬物療法はＳＳＲＩ、モノアミン酸化酵素阻害剤の有効性が報告されています（Meissner, 1999）[69]。私は本人格障害は典型的な気虚疾患と考えますのでＳＳＲＩ療法には反対しません。著効する可能性もあると期待しています。また、エストロゲン依存性愁訴を有する症例にはＨＲＴの併用が効果的です。

【漢方療法】

ＱＯＬ向上が治療目的です。虚証の気虚剤がメインです。補中益気湯、六君子湯、加味帰脾湯の白朮製剤が主適応です。桂枝加竜骨牡蛎湯も選択肢にいれます。長期投与になる可能性が高いので、患者との信頼関係を構築して良好なコンプライアンスを維持する粘り強い治療が必要です。

《小まとめ》

①自身の失敗や周囲からの拒絶などの否定的評価や、強い刺激がある状況から逃避しようとする言動が特徴で自罰性はクラスターB群と比較して毀損されていないだけでなく亢進しており、多罰性は亢進していない。

②口唇期性格、肛門期性格がベースになり小児期・思春期の不安要因によって引っ込み思案、臆病、尻込みなどの特徴が際立った気質になったと考えられる。

③HRTを併用した社会生活技能訓練や暴露療法が有効である。抗うつ薬は効能を示す可能性がある。

2 依存性人格障害

【概説】

他人への依存的な態度や言動が基本的特徴の人格障害です。フロイトの口唇性格が遠因と考えられています。甘えが強い性格のため重要事項の決断ができず他人に委ねます。従順で受け身で世話をしてもらわないと何もできません。孤立を避けるために他人の欲求に合わせます。回避性人格障害より自罰性は毀損して多罰性は亢進しています。このため、自分の責任を他人に押し付けるので、孤独に陥ると抑うつ症状が発現します。社会問題になるのは自分に構ってほしい過剰な要求を維持するための服従行動です。回避性人格障害と鑑別が困難な症例も少なくありません。本人格障害は境界性人格障害と同様に見捨てられる、嫌われる恐怖が大きいのに対して回避性人格障害は引っ込み思案が前面に出ますが、時にはチャレンジする反動形成が認められる点が異なります。薬物依存、単極性うつ病、不安障害が前面に出現する症例が多いとされています。

【疫学】

有病率は全人口比1.0～1.7％で、女性に多く、末っ子に多い事が特徴です。

【原因と背景】

親の幼少時の子供に対する接し方と深い関係があります。過度に干渉的な母親や父親が子供に「世の中は危険が一杯」と刷り込んで、子供が自己判断すると親が過剰に非難し、従順な場合は溺愛する幼児環境が原因です。

【症状・診断基準】

DSM－IV－TRの診断基準は以下の8項目の中で5項目以上を満たす症例と規定されています。自罰性の毀損と多罰性の亢進に注目してください。

（1）日常的な問題の判断に、他人から執拗なまでのアドバイスを必要とする。
（2）日常的な問題でも他人に責任を取ってもらわなければならない（多罰性）。
（3）嫌われ、避けられることに恐怖を覚えるあまり、他人の意見には反対できない。
（4）自ら問題提起、新規立案ができない。

（5）他人から愛情を獲得するために嫌な事でも進んで行う。
（6）自分は何もできないと考えているので一人になると不安になる。
（7）ある人と関係が断絶すると、自分に関わってくれる人を必死に探す。
（8）見捨てられる恐怖に常におびえている。

【西洋医学的治療】

患者の自律的・独立的活動と、そこで惹起される不安を乗り越えながら進めることが課題です。個人精神療法、集団療法、行動療法などの広い範囲での心理的介入が有効です(Meissner, 1999)[69]。

【漢方医学的治療】

本人格障害でも虚証の気虚剤がメイン方剤です。補中益気湯（白朮）、六君子湯（白朮）、桂枝加竜骨牡蛎湯などです。腎虚が認められれば八味地黄丸、裏寒が診断できれば人参湯（白朮）、真武湯（白朮）を併用して寒証に留意して虚寒証を全般的に補します。このため、症例によっては十全大補湯も併用します。もちろん、瘀血、水毒への配慮も重要です。不安症状が強い場合は柴胡桂枝乾姜湯、温清飲、半夏瀉心湯、柴朴湯を併用します。

《小まとめ》

①甘えが強い性格で重要事項の決断ができず他人に委ねる。従順で受け身なので世話をしてもらわないと何もできない。孤立を避けるために他人の欲求に合わせ、回避性人格障害よ

り自罰性は毀損して多罰性は亢進している。

②過度に干渉的な母親や父親が子供に「世の中は危険が一杯」と刷り込んで、子供が自己判断すると親が過剰に非難し、従順な場合は溺愛する幼児環境が原因である。

③個人精神療法、集団療法、行動療法などの広い範囲で心理的介入が必要である。抗うつ薬は反動形成に注意する。

《人格障害を発症した著名人》

本症と推測される人は各界の政治家、芸能人、スポーツ選手などの現役有名人に多数存在しますが、本人が告白するケースは少なく、専門医の診断を受けているかが確認できないので人権、個人情報保護の観点から生存者は除外して故人の太宰治、尾崎豊、飯島愛、ヘルマン・ヘッセ、ジェームス・ディーン、アドルフ・ヒトラー、マリリン・モンロー、ダイアナ妃を挙げました。いずれも境界性人格障害ないし自己愛性人格症の可能性が高いと考えられていますが、アドルフ・ヒトラーは独裁者やカルト宗教教祖に多いクラスターA群の妄想性人格障害の可能性が高いと考えています。

太宰治は慢性的な虚無感や疎外感を抱えていました。安定している時は自己愛的でしたが、不安定な時は感情統制が困難で、自身が有力候補者だった第1回芥川賞が石川達三に決まった時の怒りが常軌を逸していたエピソードは有名な話で語り草になっています。彼は感受性が強く高い知能を持っていましたが麻薬におぼれています。また離人症の解離性障害も併発して28歳の時には精神病院に入院しています。常に自殺念慮があり、5回自殺（時には心中）を繰りかえし、ついには自殺完遂に至りました。

　マリリン・モンローは母子家庭で育ち、母親は双極性障害で何度も精神病院に入退院を繰り返したために孤児として育てられました。このため愛情に飢えていましたが、最後まで他人との親密な関係を保てませんでした。睡眠薬とアルコールの依存症になり精神科医の診察を受けていました。7回も自殺未遂を繰り返し、最後は薬物の過量服薬で死亡しました。死の数日前のインタビューで「世界が必要としているのは本当の意味での親近感です、どうぞ私を冗談扱いにしないでください」と述べたのは境界性人格障害の〝見捨てられ感〟の表明として印象的でした。しかし、彼女の自殺は今でも著名な政治家の愛人を守るための陰謀的殺人と信じている人が少なくありません。

　ダイアナ妃はリストカットなどの自傷行為、過食・嘔吐の摂食障害の既往があり、それを克服した人物です。しかし、王妃になって公人生活を送るようになってから衆人の目に晒されるストレス、夫婦間の諍いで摂食障害が悪化して、剃刀やレモンスライサーで自らの体を切り、夫のチャールスと口論中にテーブルの上にあったペンナイフで自分の胸や脚を刺すなどの衝動的な行動をとりました。慢性的に抑うつ症状が発現したために多くの精神科医、心理学者、心理療法士の診察や助言を受けています。後年はチャリティー活動に生きがいを見出し、対人地雷の廃絶、ホームレス、エイズ患者、暴力被害や薬物依存症の女性問題に取り組み、「病んでいる人、苦しんでいる人、虐げられている人とともに歩んでいる」と称えられ、愛されました。

V　解離性障害

【歴史】

　今日の精神疾患の国際分類にはヒステリーの病名は存在しませんが、古来よりヒステリー概念には広範な症状や現象が含まれるので簡単にヒステリー史（Veith, 1965）[70]を解説しておきます。紀元前3世紀のヒポクラテス派の書物に子宮の窒息や子宮の移動を原因とする眩暈や運動麻痺、感覚消失を主症候とする女性の疾患が記述されています。ローマ時代には「子宮の病」は失声を伴う窒息感と嗜眠、意識消失を二大症候としました。その後、5世紀以降は精神病を認めないキリスト教の興隆によって疾患としてではなく宗教的に解釈されて悪魔憑依の徴候とされて魔女裁判の対象になったために医学的な検討は行われませんでした。

　ルネサンス後期になると医学的視点から考察されて神経学的モデルが登場しました。しかし、過剰な動物精気が脳から神経へと流れてそれらが不均衡に分配されるとの病因説が大勢を占めその定式化にとどまりました。フランス革命期の啓蒙時代になって非精神病圏の一群がさらに科学的に思考されました。その後、マンチェスターの外科医ブレイドは天体の動きと連動するとしたその時代の病因論の主流の磁気流体説を否定して原因は神経疲労と断じて１８４３年に「神経催眠」の名称を提唱しました。この時点で近代催眠療法が確立しました。19世紀の中期はヒステリー研究の転換期でした。１８５９年にポール・ブリケットは多くの症例を観察して疫学、症状、経過、治療を成書にまとめました（Briquet, 1859）[71]。その中でヒステリーは子宮が原因の疾患ではなく男性も罹患して広く身体を冒す神経疾患であることを明らかにしました。治療論では各部位の局所治療に加えてカタレプシーや嗜眠への治療にも言及しました。彼の仕事は１００年後に「ブリケット症候群」として再評価されました。

【疫学】

我が国では更年期精神疾患として重要な解離性同一性障害（ＤＩＤ）は診断が困難な事もあって正確な臨床統計が存在しないといってよい現状にあります。そんななか、一方で非常にまれと考えている研究者がいると思えば、他方では過少評価されていて実情は精神障害者の５％が基準を満たし、一般人口の１％が軽症のＤＩＤとの意見もあります。我が国では１９１９年に初めて報告されて以来10数例の報告しかありませんでしたが、近年は診断率が急速に増加しました。性差は子宮の病気と考えられた歴史的経緯もあり女性に多く女性：男性は5:1～9:1とされていますが、男性の場合は犯罪に関わる事例が多いために過少に報告されている可能性が指摘されています。診断平均年齢は30歳前後ですが、確定診断には双極性障害と同様に５～10年が必要です。合併が多い精神疾患は人格障害（特に境界性人格障害）、統合失調症、不安障害、気分障害（特に急速交代型の双極性障害）、身体化障害、卵巣機能不全を含む性腺機能不全、物質関連障害、摂食障害、睡眠障害、外傷後ストレス症候群（ＰＴＳＤ）などです。

【原因】

1　生育要因

一般的な要因に①学校や兄弟間のいじめ、②親などが子供を精神的に支配して自由な自己表現が不可能な人間関係のストレス、③ネグレクト、④家族や周囲からの情緒的虐待、身体的虐待、性的虐待、⑤殺傷事件や交通事故を間近で目撃したショック、⑥家族の死、などが指摘されています。

以上の心的外傷が原因になって防衛機制が作動して解離状態が発現します。すなわち解離は〝心理的、身体的に危機的な状況に追い込まれて逃げ出せない時に意識状態を変容して対応する〟防衛機制です。心的外傷を受けた時に解離能力が高い人は解離性障害を発症し、低い人は境界性人格障害などの人格障害、不安障害を発症します。すなわち、人格障害は不全型解離性障害です。

2　脳機能障害要因

学習、記憶、ストレス調整に関わる海馬は極度の心的外傷で委縮します。この原因は持続するストレスがグルココルチコイドの分泌が亢進するためにグルココルチコイド受容体が多く発現するためとされています。中枢神経系で主要な興奮性アミノ酸受容体のグルタミン酸受容体、特に、N－メチル－D－アスパラギン酸（NMDA）受容体の活性化で海馬の神経新生の阻害ないし扁桃体の過活動が発生します。さらに遺伝的に海馬体積が小さいと心的外傷ストレス障害（ＰＴＳＤ）発症のリスク因子になる事が双生児研究で明らかになっています。また、以前から離人症と側頭葉との関係が指摘されていました。

【病型分類】

ＤＳＭ－Ⅳ－TRとＩＣＤ－10の解離性障害の病型分類を表10に示しました（表10）。本書では紙面の関係で更年期精神疾患と親和性が高い解離性同一性障害に焦点を絞りました。

◆解離性同一性障害（多重人格障害）

［歴史］解離性障害の典型的病態を示す解離性同一性障害（dissociative identity disorder: DID）は現代力動精神医学の誕生に決定的な影響を与えました。18世紀から19世紀にかけてヨーロッパでは今日のＤＩＤに相当する症候は「夢遊」、「二重意識」、「人格の二重化」と理解されてきました。19世紀後半になるとフランスの精神科医シャルコーはＤＩＤをヒステリー症状の一症候と考えました。この考えにはフロイトもジャネも大きな影響を受けました。ジャネは「意識の解離」と論じることで初めて「解離」概念を提唱して「ある種の心理現象が特殊な一群をなして忘れさられる状態を「解離による下意識」と呼んで、その結果生じる諸症状をヒステリーと規定しました。そして現在のＤＩＤと全く同じ意味で「継続的複数存在」を論じて、その心理規制を「心理的解離」と定義したのです（野間、2009）[72]。

１９７０年代頃より北アメリカの少数の催眠に精通した精神分析家ではない精神科医を中心にＤＩＤが報告されるようになりました。これらの症例の鑑別・診断、症状論、治療論、病因論が議論されたことで精神医学、臨床心理学、精神分析学に強い衝撃を与えました。我が

表10　ICD10とDSM-IV-TRによる解離性障害の分類

ICD-10	
F44	解離性（転換性）障害
F44.0	解離性健忘
F44.1	解離性遁走
F44.2	解離性昏迷
F44.3	トランスおよび憑依障害
F44.4	解離性運動障害
F44.5	解離性けいれん
F44.6	解離性知覚麻痺［無感覚］および知覚［感覚］脱失
F44.7	混合性解離性（転換性）障害
F44.8	他の解離性（転換性）障害
F44.80	ガンザー症候群
F44.81	多重人格障害
F44.82	小児期あるいは青年期にみられる一過性解離性（転換性）障害
F44.88	他の特定の解離性（転換性）障害
F44.9	解離性（転換性）障害、特定不能なもの
F48	他の神経症性障害（抄）
F48.1	離人・現実感喪失症候群

DSM-IV-TR	
10.	解離性障害
300.12	解離性健忘
330.13	解離性遁走
300.14	解離性同一性障害
300.6	離人症性障害
300.15	特定不能の解離性障害
8.	身体表現障害（抄）
300.81	身体化障害
300.82	鑑別不能型身体表現性障害
300.11	転換性障害
307.80または307.89	疼痛性障害
300.7	心気症
300.7	身体醜形障害

国でのＤＩＤの最初の報告は１９１９年の中村古峡によるもので、その後１９９０年頃まではわずか6例の報告しかありませんでした。その後、桝田と中村（2007）[73]は１９９５年から２００4年までの学会報告や論文を調査して55例の報告を掘り起こしました。その後も増加しています。しかし、北アメリカと同様に、我が国の専門医もＤＩＤの存在を否定する意見が少なくなかったので、本症の市民権の確立には時間を要しました。

［診断基準］ＤＳＭ－Ⅳ－TRの診断基準を表11に示しました（表11）。診断の重要な基本基準は、ＤＩＤは2つ以上の人格が存在して1つの人格が表面に出て一定時間以上行動して、その人格の行動を繰り返す病況です。同一人格の繰り返す行動に「同一」の病名の根拠があります。尚、日本人には同一性という表現は本症の病況とピンとこないので人格交代と呼称する事が多くなっています。このように本症の典型例では突然人格が交代して、また突然に元の人格に戻る事が他者によって観察されます。この病況で本症の診断にあたって重要な点は診断基準Ｃの健忘（解離性健忘）が認められるか否かです。現在発現している人格は他の人格を完全に忘れ去っていなければなりません。「私の中に別の私がいる」と訴える患者には統合失調症、境界性人格障害、同一性混乱などの疾患を併発する症例も含まれますので、これらの疾患との鑑別診断のために健忘が極めて重要です。ＤＩＤ患者は健忘や人格交代を明瞭に意識できないので、家族、友人、恋人に健忘や人格交代を指摘されても否定します。このことが「ＤＩＤ患者は信頼できない」、「ＤＩＤは存在しない」との意見の根拠になってきました。しかし、人格交代は常に劇的ではなく、鑑別困難な類似した複数の人格が存在す

表11　DSM-IV-TR による解離性同一性障害の診断基準

A．２つまたはそれ以上の、はっきりと他と区別される同一性またはパーソナリティー状態の存在（そのおのおのは、環境及び自己について知覚し、かかわり、思考する、比較的持続する独自の様式を持っている）。

B．これらの同一性またはパーソナリティー状態の少なくとも２つが反復的に患者の行動を統制する。

C．重要な個人的情報の想起が不能であり、それらは普通の物忘れで説明できないほど強い。

D．この障害は、物質（例：アルコール中毒時のブラックアウトまたは混乱した行動）または他の一般身体疾患（例：複雑部分発作）の直接的な生理学的作用によるものではない。

るので患者の言動から「患者の話は腑に落ちない、納得できない、筋が通らない」と判断する事が臨床的に重要です。

【治療】

1　精神療法

［歴史］解離性障害の治療に初めて本格的に取り組んだのはジャネット（１８５９～１９４７）でした。彼女は過去の心的外傷が原因で人格が分離されて自律的に機能する別の自己が生まれて、解離や交代人格が出現すると考えました。しかし、その後フロイトの抑圧理論やブロイラーの統合失調症概念が優勢になると、健忘やヒステリーは抑圧によって引き起こされると考えられるようになりました。このなかで、解離は意図的に用いられる防衛反応の一種で、交代人格の出現は医原的反応と批判され解離は次第に関心が薄れていきました。

ところが、１９７０年代になってアメリカを中心にベトナム戦争に関係した心的外傷ストレス障害や児童虐待が注目されると解離は再び注目され、さらに１９８０年にＤＳＭ－Ⅲで診断名が確立すると多くの症例報告が続出しました。本症発展の功労者パットナム（2000）[74]は本障害の主たる原因の心的外傷に焦点を当てて除反応理論を導入して抑圧され解離されていた体験の記憶を生活史の中に組み込んで最終的に人格の統合あるいは融合の達成を目標としました。治療の中心的作業は心的外傷の代謝と解消に注がれました。我が国の解離性障害の研究と治療は欧米に遅れましたが、治療の中心的作業を心的外傷記憶の再生と再処理に重点を置いた精神療法が行われてきました（安、1997）[75]。現在行われている解離性障害の精神療法の技法的要点は以下の三点です。①安全な治療環境で治療者が外傷記憶の想起を援助して除反応によって外傷体験の再統合を目指す。②治療上の転移関係が出現した過去の虐待関係の再現を現時点の体験として取り上げて洞察を促す。③患者を取り巻く環境の安定を図り、支持的な治療者－患者関係の中で適応様式をより健康的な防衛機制に置き換える、方法を加えました。

このように解離性障害の治療目標は当初は人格の統合が主流でしたが、必ずしも現実的でないことが明らかになってきました。クルフト（1985）[76]やパットナム（1989）[77]も完全な統合を目標とするより、適応的ではない反応や行動を適切な対処行動に置き換える事が現実的と主張しました。

★「除反応」：アメリカ精神医学会の規定では「意識することに耐えられないために抑圧されてきた苦痛な体験を想起した後に訪れる情緒の開放あるいは放出を意味する。除反応によって苦痛な情動の部分的放出あるいは脱感作と洞察の進化が起こり、それを介して治療効果が生じる」と定義されました。

2　薬物療法

解離性障害の治療は精神療法を中心に行われ、薬物療法の報告は少ないので薬物療法中心の精神科医療の現状に照らして奇異な傾向です。この原因は解離性障害を適切に診断できる精神科医が少ないことや症例数が非常に少ない事と関係があります。さらに解離性障害は個人の心理的側面や環境要因が複雑に錯綜しているうえにＤＩＤの場合は人格が交代した場合は精神科的病況が大きく変貌するので、同一症例に同一薬物療法を継続することは医学的に矛盾します。本症で精神療法が主流である事は、他の精神疾患が安易な薬物療法に流れている現状に鑑みれば精神医学的には好ましい傾向です。それでも、薬物療法は必要です。しかし、安易な薬物療法は弊害が伴います。それについて考えてみましょう。

例えば、ある交代人格に幻聴が認められたので抗精神病薬を投与すると他の交代人格群に鎮静がかかります。また抗うつ薬や抗不安薬を過量投与した場合は双極性障害が境界性人格障害と誤診されるようにＤＩＤ症例で気分の不安定が発現して脱抑制が起きて解離性傾向が強くなって境界性人格障害と誤診されたままになります。また、抗不安薬や抗うつ薬で意識状態や気分の変容が発現して解離傾向が著明になります。

他方で、遁走、憑依、離人感、疎隔体験、知覚鈍麻、幻聴、意識変容、人格交代などの解離症状そのものに直接的に効能を示す薬剤が存在しないために薬物療法の多くはうつ症状、パニック障害、ＰＴＳＤ、身体疾患、慢性疼痛などの合併症に投与されます。それらの合併症は深刻な解離の原因になります。また極度の不安や問題行動や攻撃性が展開している病況では抗精神病薬が有効性を示す症例が存在し、抗不安薬やＳＳＲＩがパニック障害を改善します。薬物療法にはプラセボ効果も期待できます。いずれにしても、本症への薬物治療は主人格と交代人格間のバランスへの配慮が必要です。

（1）抗双極性障害薬、抗てんかん薬：炭酸リチウム、バルプロ酸、カルバマゼピン、クロナゼパム（詳細は既述）

ＤＩＤでは気分の不安定さを医原性に発生させないことが大切です。抗双極性障害薬は気分安定薬に区分されています。気分不安定に起因する行動化や衝動性は躁的防衛で発現すると考えます。

（2）非定型抗精神病薬：ＳＤＡ、ＭＡＲＴＡ

解離性の幻聴、妄想、精神病性不安の顕在例、非注察感や易刺激性などの過敏例、さらには交代人格による語りかけや外傷体験の再演などの解離性幻聴例に効能があります。

（3）抗うつ病薬、抗不安薬：ＳＳＲＩ、クラキソゾラム。

精神性不安ではなく、パニック障害や社交不安障害と関係した不安の発現例には抗うつ薬のＳＳＲＩや抗不安薬が投与されます。ＳＳＲＩは単極性うつ病の一日最大量より減量した方が安定度が高くなります。パロキセチンなら20㎎／日程度が目安です。不用意に増量すると二次的な気分障害（賦活症候群）に対策が必要になって、怠ると解離が増悪します。抗不安薬としてはベンゾジアゼピン系のクロキサゾラムが使い易いので第一選択薬とします。解離性障害は解離状態のまま過量服用する可能性が他の神経疾患より高いことに注意しなければなりません。このような状況ではＳＳＲＩと抗不安薬は二次的な解離症状の原因になります。

《小まとめ》

①本症の病態は心的外傷に対して防衛機制が作動して人格が完全に解離する。本症では人格が解離すると他の人格を完全に健忘する。人格障害は不全型解離性病態である。

②心的外傷の原因は学校や兄弟間のいじめ、親などが子供を精神的に支配して自由な自己表現が不可能な人間関係のストレス、ネグレクト、家族や周囲の情緒的虐待、身体的虐待、性的虐待、殺傷事件や交通事故を間近で目撃したショック、家族の死、などである。

③治療は当初、除反応を導入することで抑圧され解離されていた体験の記憶を生活史の中に組み込んで最終的に人格の統合あるいは融合を達成することを目標としたが必ずしも現実的ではないので最近では適応的ではない反応や行動を適切な対処行動に置き換える精神療法が主流になっている。薬物療法としては気分安定薬、非定型向精神薬、抗不安薬療法が行われる。

《本書を発症した著名人》

本症は発症率が低い事や公表によるダメージを考えてか、著名人の実態は明らかではありません。そんななかで歴史的に最も有名な患者はビリー・ミリガンです。彼は23の人格を有していました。彼は１９７７年にオハイオ州立大学のキャンパス内で三人の女性に対する強姦・強盗罪で逮捕されました。裁判の準備中に担当弁護人はビリーの異常性に気付きました。その後、検事や精神科医との共同作業で23の人格を有していることが明らかになったのです。その中には女性人格や外国人人格も含まれていました。元人格は小児期に父親が自殺したために義父に養育されましたが身体的な虐待やホモ行為強要などの性的虐待を受けました。ビリーは自殺を図りましたが、別人格に止められて長い間眠らされることになりました。その後犯罪を好む人格が強盗事件を起こし逮捕されて１年半刑務所に服役しました。刑期終了後に主人格は定職に就くことを希望しましたが、複数の別人格が拒んだため正常な生活を営めませんでした。その後も主人格以外の人格によって強盗・強姦事件を繰り返しましたが、取り調べに当たった検事や複数の精神科医が人格変化が演技でない事に気づき多重人格と判断しました。その後１９７８年から精神科医による治療を受けて裁判所は24人目の人格「教師」を彼本来の人格と認定しました。その後、紆余曲折を経て裁判所が人格が安定したことを認めました。現在は名前を変えて精神科医の診療を受けながら通常の安定した生活を送っていると伝えられています。

VI　パニック障害

【歴史】

ギリシャ神話によれば森には半人半獣の牧神パンが住んでいました。旅人は森を通り抜ける際にパンを恐れました。このため旅人は誰も森の中で聞く原因不明で不気味な音はパンが発していると考えました。このため原因不明の突然の恐怖はパンに起因するとして、差し迫った恐怖を〝パニック〟と呼ぶようになりました。したがって、「パニック障害」は未知のものに対する心身の恐怖反応を意味します。(Zal, et al, 1990)[78]。「パニック障害」と推測される病態は英国ビクトリア時代に記載されており、我が国でも江戸時代の漢方医桂州甫が著書「病名彙解」(1686)で〝驚悸〟と表現しています。また、同じ江戸時代の東奥の医師今泉玄祐は著書「治療夜話」(1850)に〝心気病〟と記載しました(中根、2002)[79]。

パニック障害の病態はダコスタ(DaCosta, 1871)[80]が〝On irritable heart(イライラする心臓)〟の表現で不安が心症状として発現すると定義しました。同時期にマサチューセッツ総合病院の心臓専門医は器質的心疾患を伴わない機能的障害を〝神経循環無力症〟として総括しました。加えて同院の精神神経科医は〝不安神経症〟と命名しています。両群は今日の「パニック障害」です(Klerman et al, 1993)[81]。さらにドイツの精神科医ウェストファールは広場に出る恐怖を主訴とする症例を〝広場恐怖症・空間恐怖症〟と命名しました

（Westphal, 1871）[82]。その後、１８９４年に歴史的精神分析医のフロイトは神経衰弱から不安神経症を分離・独立させました。

フロイトによると不安神経症は浮動性不安、不安発作、予期不安の三不安からなっています。浮動性不安は漠然として長く持続する不安で、不安発作は突然に強い不安に襲われる病況でパニック発作に相当します。予期不安は「また発作が起こるのではないか」との恐れです。１９６０年代後半になってパニック発作に対する三環系抗うつ薬イミプラミンの有効性が明らかになり（Klein, 1964）[83]、乳酸の点滴注射でパニック発作が誘発される（Pitts et al, 1967）[84]ことが明らかになった事から不安の身体的病状が重視されるようになり、病的な不安の医学的研究が進み、１９８０年にアメリカ精神医学会の「精神障害の診断・統計マニュアル第3版（ＤＳＭ－Ⅲ）[85]」に「パニック障害」として精神疾患に認定されました。

【疫学】

1　頻度と発症年齢

パニック障害の生涯有病率は米国の大規模疫学研究によると（Eaton et al, 1994）3.5％（♂1.9％、♀5.1％）[86]です。アジアでは台湾は0.4％（♂0.2％、♀0.6％）（Hwu et al, 1989）[87]と低率ですが、韓国では1.7％（♂0.5％、♀2.9％）（Lee et al, 1990）[88]で、我が国では3.4％（♂1.7％、♀5.0％）（Kaiya et al, 2005）[89]と報告されています。まとめると2～5％ですが、近年は増加傾向が著明です。性差は女性が高率で概ね男性の2倍です。発症年齢は平均で20歳代ですが（Weissman et al, 1997）[90]、成人前期と更年期以後と2つのピークがあるとする報告もあります（Eaton et al, 1994）[86]。

2　合併症

患者の日常生活に支障をきたす合併症が広場恐怖症です。本合併症で公共交通機関や公共建物の利用が不可能になります。最近の米国の研究によれば広場恐怖症を合併するパニック障害の生涯有病率は1.1%、非合併例は4.4%と合併例は少ないとされています（Grant et al, 2006）[91]。しかし、我が国では合併例は2.1%で非合併例の1.3%より高率です。

パニック障害の治療を困難にするのが「うつ病」の併発です。DSM-IVによればパニック障害の50～65%が「うつ病」を合併します[92]。「うつ病」はパニック障害の中心的症状のパニック発作が軽減した後も長期間にわたって反復して発現します。合併する「うつ病」は「単極性うつ病」に限定されず、強い疲労感と過眠、気分反応性が高く、拒絶過敏症状などが特異的な「非定型うつ病」が少なくありません。「非定型うつ病」には民間病名の「新型うつ病」も含まれます。すなわち、「新型うつ病」と誤診されることが多い「双極性障害」、「人格障害」、「発達障害」、「解離性障害」、「統合失調症」を合併する事になります[3]。

アルコール依存症はパニック発作の誘因・増悪要因として問題になっています。アルコール依存患者の第一度親族（親、子供、同胞、二卵性双生児：第1親等ではありません）パニック障害発症リスクは女性が高く2.6倍です（男性は0.5倍）（Merikangas et al, 1998）[93]。

全般性不安障害（ＧＡＤ）もパニック障害の2～3割に合併します。両症は背景に共通性がありますが同一疾患ではありません。

3　家族性・遺伝性

複数の家族研究によればパニック障害の第一度親族の発症率は7.9～17・3％で、健常コントロールの0.7～4.2％より有意に高率です（Fyer et al, 1996）[94]。また、パニック障害の第一度親族の発症リスクは健常者の4～10倍です（Hetta et al, 2001）[95]。家族性要因には遺伝要因と環境要因があります。遺伝要因は一卵性双生児の発症一致率は21～73％で、二卵性双生児の0～17％より有意に高率です（Hetta et al, 2001）[95]。これに対して有意な環境要因は証明されていません（Kendler et al, 1993）[96]。したがって、パニック障害の主たる家族要因は遺伝的要因です。

4　感受性・脆弱性

パニック障害の遺伝要因は高濃度CO_2やカフェインなどの化学性誘因の感受性と心理的側面の両面から研究されています。CO_2によるパニック発作誘発に遺伝要因の関与は知られており、双生児研究での35％CO_2吸入による発症一致率は一卵性双生児で56％と二卵性双生児の12・5％に比較して有意に高率です（Bellodi et al, 1998）[97]。また、コーヒーなどのカフェイン摂取によるパニック発作の誘発はカフェインが作用するアデノシンA2a受容体遺伝子を通じて検討されていますが結論は出ていません（Lam et al, 2005）[98]。心理的側面には不安感受性尺度（ＡＳＩ）を用いた研究ではＡＳＩの遺伝率は45％でした（Stein et al, 1999）[99]。以上の結果は不安感受性に遺伝的要因の関与を示唆します。うつ病（単極性うつ病、非定型うつ病）はパニック障害に高率に合併しますが、双生児研究でパニック障害、ＧＡＤなどの不安障害とうつ病の50％近くに関連発症リスクが存在する事が明らかになっています（Hettama et al, 2006）[97]。したがってパニック障害の遺伝的要因の一部はＧＡＤやうつ病の遺伝的要因と重複していると思われます。

【原因】

１　遺伝説

ゲノムワイドスキャンによる連鎖研究や不安惹起作用性物質やパニック障害治療薬の受容体や伝達物質に関与する遺伝子関連研究で多くの報告があります。

（１）　連鎖研究

本研究で連鎖が認められた染色体は第1、第4、第7、第9、第10、第11、第13、第15、第18染色体です（假野、保険医の「パニック障害」の診断と治療．出版準備中）。

（２）　関連研究

本症と関係があると考えられている受容体、酵素、作動薬、遺伝子、輸送因子、調整因子はアデノシンA2a受容体、モノアミンオキシダーゼＡ（ＭＡＯＡ）（Xp11・23）、コレシストキニン（CCK）（3p22・1）、ヒトwhite遺伝子（hW）（21q22・3）、セロトニン受容体、セロトニントランスポーター（5－HTT）（17q11・1）、Catecol-O-methyl-transferase（COMT）（22q11－13）、cAMP-responsive element modulator（CREM）（13q14－21）などです。

2　神経化学説

パニック障害の神経化学的な成因は神経伝達物質のセロトニン、ノルアドレナリンや副腎皮質刺激ホルモン放出因子（CRF）、コレシストキニン（CCK）などが研究対象になっています。

恐怖には条件刺激（CS）と無条件刺激（US）があります。心的外傷後ストレス障害（PTSD）はCSが原因ですが、パニック障害の主因はUSです。パニック発作の原因の社会的状況がUSになり、以後、同じ社会的状況に遭遇するとパニック発作が発現します。外的刺激が恐怖として発現するには2脳内ルートが想定されています。第1ルートはshortルートで知覚刺激－視床－扁桃体経由、第2ルートはlongルートで知覚刺激－視床－大脳皮質－扁桃体を経由するので知覚刺激は意識されて自らの判断で行動します。

（1）　視床下部－下垂体－副腎皮質系

うつ病では本系の機能が亢進してコルチゾール高値を呈します。パニック障害は抗うつ薬が有効ですから、同様に本系の機能亢進が想定されました。パニック発作誘発物質との関連した多くの研究があります。これによると、コレシストキニン－4（CCK－4）、ペタガストリン、α_2受容体遮断薬のヨヒンビン、セロトニン系のメタ・クロロフェニールピペラジン（mCPP）およびフェンフルラミン、カフェインは本系の機能を亢進します（Graeff et al, 2005）[100]。しかし、乳酸、CO_2、ベンゾジアゼピン拮抗薬のフルマゼニルは本系に影響を与えません。また、誘発パニック発作以外の研究では本系の機能亢進は否定されました。したがって、現時点ではパニック発作と本系の関連性は否定的です。

（2） 神経伝達物質（γ-アミノ酪酸、セロトニン）

ゴッダードら（Goddard et al, 2004）[102]は磁気共鳴スペクトロコピー（MRS）によってパニック障害症例の後頭葉の脳内を直接測定しました。この結果、パニック障害例は正常コントロールと比較して濃度が有意に低値で、ベンゾジアゼピン治療でも変化しなかったので、パニック障害は脳内濃度が低いために大脳皮質から大脳辺縁系への抑制が不十分なことが不安惹起の原因と考えられています。

パニック障害の第1選択薬はSSRIですから、パニック障害の原因はセロトニン系の神経伝達異常と考えられます。この考えを支持する事実はパニック障害が寛解するとセロトニン・ニューロンのシナプス内のセロトニン伝達が増加することです（Maron et al, 2006）[103]。

（3） 呼吸と脳機能

呼吸促進薬のドキサプラムはラットに不安を惹起します。ドキソプラムをパニック障害と健常コントロールに投与して脳血流量を陽電子放出型断層撮影（PET）で測定するとパニック障害では眼窩前頭皮質の脳血流量が有意に低下します（Kentet et al, 2005）[104]。この結果から、前頭葉の機能低下によって扁桃体への抑制が不十分なために不安が惹起されると考えられました。また、眼窩前頭皮質の脳血流量と不安の強弱は逆相関します。パニック障害ではコントロールに比較して左前頭葉の機能が低下しますが、以上のドキソプラムの研究結果と整合します（Akiyoshi et al, 2003）[105]。

【症状】

パニック障害の特徴は発病初期に高率に発現するパニック発作と発作後の後遺症の予期不安と広場恐怖です。パニック発作の発現は何の前兆もなく突然起こるので、患者は激しい発作に圧倒されて数回の発作を繰り返すうちに、「また同じような発作が起こるのではないだろうか」という不安感（予期不安）を抱き、パニック発作が発現した場所や状況を忌避するようになります（広場恐怖：agoraphobia）。

パニック発作の構成症状は多彩で身体症状と精神症状に大別されます。DSM－Ⅳでは13の症状群にまとめています[92]。パニック発作は身体症状が前面に出現するので、自身で自らの病況を精神疾患と認識できません。パニック発作は突然発現して順次症状が出現して数分でピークに達します。その後、ほとんどの症状は10～20分で消褪します。1時間以上持続する症例は極めてまれです。パニック発作が納まると、多くの症例は軽度な倦怠感が残りますが、日常生活の続行は可能です。

1　心循環器関連症状

心悸亢進・動悸はパニック発作の必発症状です。あまりの激しさに患者は「心臓がのどから飛び出しそうだ」と表現します。発作後も心悸亢進は認められ、血圧も上昇します。

2　呼吸器関連症状

呼吸困難も頻発症状です。患者は「空気が薄い」、「酸素が少ない」、「呼吸が止まりそうだ」、「のどが締め付けられる」と訴えます。このために呼吸数が増加して過換気症候群の病状も加わります。室内で発作が起こった場合は室外に出ようとしたり、窓を開けるなどの行動を示します。

3　胸部痛

胸部正中部に疼痛が発現して「胸が締め付けられる」と訴えます。痛みのために苦悶様の表情になりますが狭心症と違って漠然としています。胸部痛はうつ病合併者に高率です。

4　めまい・ふらつき

めまい、ふらつきはパニック発作の初期症状として重要です。患者の多くは「目が回る」、「地面が揺れる」、「視界が歪む」、「目がくらむ」と訴えます。浮遊感も重要です。「ふわふわする」、「雲の上を歩いているようだ」と訴えます。「気が遠くなって倒れそう」と訴えることもあり、実際失神のように倒れます。このため、外食中の座位でもたれがない椅子を嫌がります。

5　手・足のしびれ、知覚異常

過換気発作によって更年期障害の卵胞ホルモン感受性愁訴の手・足のしびれ（假野、2011）[8]

が発現します。また、過換気発作前に漢方医学が重視する更年期障害の「のどのつかえ」と共通した頭部や喉などのピリピリ感が発現します。

6　振戦、筋固縮、無動

パニック発作ではパーキンソン病の代表的症状、振戦、筋固縮、無動が発現します。振戦はパーキンソン病では精神的緊張で増強して動作で抑制されますが、パニック障害では車の運転中に発現して運動をやめれば消失する、といった反対の発現様式です。筋固縮はパーキンソン病では振戦が重合した歯車様の筋固縮ですが、パニック障害では鉛管様の筋固縮が特徴です。また、本症の無動は四肢や全身の力が抜けたような感覚です。

7　胃腸症状

発現率は高くありませんがパニック発作時には悪心・嘔吐、下痢、腹部不快感がおこります。以上の症状は前兆を伴いません。

8　紅潮・冷感・発汗過多

パニック発作中に突然、手掌、腋下[10]、背中に大量発汗します。また、更年期障害の代表的な卵胞ホルモン依存性愁訴の顔面紅潮ないし冷感が発現します。冷感は単なる「冷え性」ではなく「全身の血が引く」感覚です。

9　恐怖の体験

パニック発作時の「このまま死んでしまうのではないか」との恐怖感です。患者はこの感覚は経験者でなければ理解できないと主張します。予期不安の最大の原因です。

10　現実喪失感（離人感）

パニック発作の精神症状として発現する離人体験や現実感喪失症状です。発現率は我国より欧米で高率とされています。患者はその時の感覚を「自分が自分でなくなって、わめきたい気持ちになり発狂するのではないか」などと表現します。

《パニック発作での症状の発現頻度》

発作症状として発現率が高いのはSatoh（1992）[106]の調査によれば、身体症状は①心悸亢進・動悸（86％）、②呼吸困難（77％）、③めまい・ふらつき（50％）、④悪心・腹部不快感（45％）、④紅潮・冷感（45％）、⑥過多発汗（36％）、⑥胸部痛・胸部不快感（36％）の順で、精神症状は①死への恐怖感（86％）、②発狂恐怖感（36％）の順です。

《パニック発作を発現しやすい場面と状況》

パニック発作は青天の霹靂で精神的な準備なしで、ある日突然発現すると考えられていますが、実際には不眠や疲れなどのストレスがかかった状況で発現する事が多いとされています（佐藤、2002）[107]。パニック障害が進行するとパニック発作はその後、広場恐怖症の対象になる特定の場所や状況で発現するようになります。このためにそのような場所や状況を回避する行動を自ら強化します。他の精神疾患でもパニック発作はおきますが、その多くは状況依存的です。不安性障害、転換性障害、人格障害などでは心的葛藤などの心理的負荷、社会的、環境的な有害作用因子によってパニック発作が誘発されます。

《発現する時間帯》

パニック発作の発現時間に一定の特徴はありません。夜間睡眠中の発現は睡眠時発作と呼ばれ、睡眠層の第2期後期から第3期初期あるいはデルタ睡眠時に発現し、動悸や呼吸困難で覚醒して昼間と同じ発作を体験します。睡眠時パニック発作を経験すると不眠になり、入眠前にパニック発作が発現するようになります。さらに、床に就くと浮揚感が発現して入眠困難になります。

《予期不安と広場恐怖》

パニック発作を複数回体験すると、同じ場所と状況に遭遇すると「また発作がおこるのではないか」との予期不安を覚えます。このために患者は「早くこの状況から脱出したい」と考えるようになります。よくある例では電車の中で発作を予感すると次の駅で下車します。このような経験を重ねると急行や特急さらには飛行機には乗車できなくなります。何度も恐怖を体験するとパニック発作が起きそうな場所や状況を逃れたいとの意識が強くなり強固な広場恐怖の回避行動が形成されます。

病況が進行すると発作を経験した場所以外も恐怖の対象になって回避します。恐怖の拡散です。しかし、逃げられない場所や状況があります。トンネルの中を走行中、歯科受診中、美容院での処置中、スーパーのレジでの勘定中、等です。また、観覧車やエレベーターも恐怖の対象になります。この場合は高所恐怖症と違って高所が怖いのではなく逃げられないことが恐怖なのです。ただし、パニック障害のすべての症例が広場恐怖を併発する訳ではなく、また、何回パニック発作が発現しても回避行動をとらない症例も存在します。

【診断】

パニック障害は動悸・呼吸困難・胸痛などの身体症状が突然発現して、強い不安や恐怖などの精神症状を併発するパニック発作が予期せずに起こる不安障害です。一般人口の3〜6%が生涯に一度はパニック発作を経験するとされていますが[108]、発作は20〜30分で消失するので医療機関を受診した時には異常所見が認められないことが多いので適切に診断・治療されません。パニック障害の診断が重要なのは以下の3理由です（Ballenger et al, 1993）[109]。①パニック発作は再発する事が多く、繰り返すたびに発作間隔が短縮する、②一度の発作で予期不安を抱くので患者の日常行動が著しく制限される、③うつ病を併発する事が多いので発作を契機に自殺率が高まる。

パニック障害の診断は米国精神医学会の「精神疾患の診断と統計の手引-改訂第4版（DSM-IV-TR)」やWHOの「国際疾患分類第10版（ICD-10)」の診断基準によります。確定診断には病状の正確な把握と除外診断が必要です。パニック発作は発作型と頻度が診断基準を満たすかを検討します。その際、発作要因になる状況の有無と発作の予見性を明らかにします。次いで予期不安、広場恐怖などの併発症状を確認します。最後に器質性疾患や他の精神疾患を鑑別します。

1　パニック発作の診断

DSM-IV-TRのパニック発作の診断基準を表12にまとめました（表12）。これによると診断にあたって留意すべきは以下の3点です。①突然に強い不安や恐怖が発現して数分から数十分持続して消退する。1時間以上持続する場合は発作後の疲労や興奮状態を混同しているか、他の要因に起因する不安である。②不安や恐怖心に加えて突発的な身体症状が同時に発現する。発現率が高いのは動悸・心悸亢進、呼吸困難、悪心などである。とりわけ、〝パニック〟の所以になっている「死ぬのではないか」という恐怖心を重視する。③以上の症状は同時進行して10分以内にピークに達する。

パニック発作の疑いがある場合は症状を確認して発現様式を詳しく問診します。特に発現時の状況因子を明らかにすることが重要です。状況と関係がない自然発生的でなければパニック障害の診断はできません。例えば蛇嫌いが蛇を見たときの発作は「恐怖症に伴うパニック発作」で「パニック障害によるパニック発作」ではありません（Barsky et al, 1994）[110]。最近ではある程度の状況依存性や予期可能性をパニック発作と見做しますが、あくまで「予期しないパニック発作」の複数回の確認が診断の原則です。

2　パニック発作の亜型分類

「予期しないパニック発作」が確認できたらパニック障害の診断作業に入ります。まず、パニック発作の回数を調べて発作後1か月以上の予期不安やパニック発作関連症状の持続を確認します。次いで広場恐怖の併発を鑑別します。広場恐怖の診断は以下の3要件を満たすことが必要です。①「ここでパニック発作が起こったら逃げられない、助けを求められない」という強い不安のために特定の場所や状況を恐れる。具体的には地下鉄や飛行機に乗れない、美容院に行けない、歯科医を受診できない。②そのような場所・状況を恐れるだけでなく、

表12　DSM-IV-TRによるパニック発作の診断基準

強い恐怖または不安を感じる時間があり、それははっきり他と区別できる。その時以下の症状のうち４つ（またはそれ以上）が突然に出現し、10分以内にピークに達する。

① 動悸、心悸亢進、または心拍数の増加
② 発汗
③ 身震いまたは震え
④ 息切れ感又は息苦しさ
⑤ 窒息感
⑥ 胸痛又は胸部不快感
⑦ 嘔気または腹部不快感
⑧ めまい感、ふらつき感、頭が軽くなる感じ、または気が遠くなる感じ
⑨ 現実感消失または離人症状（自分自身から離れている）
⑩ コントロールを失うことまたは気が狂うことへの恐怖
⑪ 死ぬことへの恐怖
⑫ 異常感覚（感覚麻痺またはうずき感）
⑬ 冷感または温感

表13　パニック障害と鑑別すべき疾患

◆心血管系：貧血、狭心症、僧房弁逸脱症候群、発作性心房性頻拍
◆呼吸器系：過呼吸、喘息、肺梗塞
◆神経学的疾患：脳血管障害、一過性脳虚血発作、てんかん
◆内分泌疾患：甲状腺機能亢進症、副甲状腺機能低下症、糖尿病、低血糖、更年期障害、月経全緊張症
◆薬物中毒：コカイン、幻覚剤、マリファナ、アンフェタミン、ニコチン
◆薬物離脱：アルコール、降圧剤、麻薬、鎮静剤
◆精神疾患：詐病、心悸症、恐怖症（社会恐怖など）、外傷後ストレス障害、うつ病、統合失調症

実際に行こうとしない。③他の恐怖症や不安障害と鑑別する。特に人前で話をすることや会食などの社会的状況を恐れる社会不安障害との鑑別が重要です。

3　鑑別診断

パニック障害の診断にあたってパニック発作が各種身体疾患や他の精神疾患に起因していないかの鑑別診断が重要です。鑑別すべき主たる疾患を表13にまとめました（表13）。パニック発作様の発作を主訴として患者が医療機関に受診した場合は、まず突発性か、誘因はなかったか、程度と持続時間について詳しく問診します。この後、心・肺の聴・打診、神経学的検査、甲状腺触診などの基本診察の後に一次検査として検血一般、血糖、血中電解質、肝機能、尿素、クレアチニン、検尿一般、胸部X線検査、心電図検査などを行います。さらに、肥満や高血圧症を併発する患者が循環器症状を訴えた場合は心機能を精査します。神経症状が持続する症例には脳のＭＲＩ・ＣＴなどが必要です。

【治療】

パニック障害は以下のような病状特性がある精神疾患です。

①　家族性発症が多い。

②　患者には発症の誘因ストレスがある。

③　ストレスが消退しても一度発症すると疾患自体は残存して一定の経過を辿る。

④　他の精神疾患（人格障害を含む）の合併の有無、恐怖・強迫の強弱が重症度と慢性化と関係する。

⑤　軽快しても残遺症状が発現する。
⑥　本症によって性格が変化して社会障害度が高まる。
⑦　慢性疾患で再燃・再発率が高いので長期治療が必要である。

パニック障害の治療目的の第一はパニック発作の完全消失です。しかし、パニック発作が完全消失しても予期不安は長期間継続します。予期不安が残存すれば広場恐怖は消失しません。パニック発作が消失して広場恐怖が軽快しなければＱＯＬは上昇しません。パニック発作の治癒は患者の人生に対する満足感を意味しますが、このような完全治癒に至る症例は少ないのです。その理由はひとたびパニック障害を発症すると長期間感情が過敏になって精神的に安定感を保持する事が困難になるからです。治癒に至るのは環境に恵まれて治療に対する自助努力が可能な症例に限定されます。

1　生活指導

パニック障害は高率にうつ病を合併します。このためパニック障害の半数以上に抑うつ症状を認めます（Angst et al, 1984）[111]。パニック障害に併発するうつ病は「パニック性不安うつ病」です。パニック性不安うつ病の本態は「非定型うつ病」とされています（貝谷ほか、２００３）[112]。同症の特異的症状は抑うつ、過眠、過食、鉛様麻痺、拒絶過敏症です。このため、パニック障害の日常指導はそれらの症状に焦点を当てます。

（１）　人間関係の調整

パニック障害を発症する人は社会不安障害心性の持ち主で自己犠牲タイプが多いとされています。となると、元来傷つきやすい人が発症すると益々傷つきやすくなります。このため、重症例の性格変化は発症による脳機能低下に起因した過渡的な前頭葉症候とされています（貝谷ほか、2002）[113]。退行現象や怒り発作が典型的症状です。このために患者は家族に法外な要求をするようになります。このような状況では〝言葉は優しく、態度は厳しく〟指導する事が大切です。また、患者の感応性が高まっているので症状が患者から患者に〝伝染〟します。そのために患者同士の付き合いはさけるように指導します。急性期には深い人間関係や恋愛は厳禁です。

（2） 自殺の予防

パニック障害は自殺念慮者は多いですが既遂者はさほど多くありません（貝谷ほか、2005）[114]。自殺企図者の大半は抑うつ状態にあります。患者が自殺をほのめかすのは本当に死を望んでいるのではなく死ぬほど苦しんでいることを伝えて助力を望んでいるのです。このような症例には精神療法や家族間による人間関係の調整が必要です。

（3） 過眠と生活リズムの乱れ

パニック障害では入眠障害は低率で熟眠障害や覚醒障害が高率です（貝谷ほか、2002）[110]。病況の進行に伴って就寝時間が遅くなり、熟眠障害のために睡眠時間が延長し、覚醒が不十分なために昼夜の区別ができなくなって双極性障害のような昼夜逆転現象がおきます。睡眠ホルモンのメラトニンは健常人では夜間に増加しますが、本症では分泌のピークが朝方に遅延して増加量も多くなります（McIntype et al, 1989）[116]。また、薄明かりに対するメラトニンの分泌抑制は健常コントロールに比較して減弱しています（Nathan et al, 1998）[117]。一方で唾液中のコルチゾールは日中は健常コントロールと差はありませんが夜間は有意に高値です。（Bandelow et al, 2000）[118]。さらに血漿中の窒素酸化物は本症の重症例では昼夜の差が消失します（Kaya et al, 2004）[119]。以上の症状を認める症例には双極性障害と同様に①早寝・早起きの励行、②朝陽を浴びる、③食事時間の規則性、④目標・計画性がある日常生活の励行、を指導します。昼夜逆転症例には断眠療法を追加します。

（4）運動

本症では易疲労感が顕著です。また、パニック発作の恐れで神経質になって過剰な身体保護的な行動をとる傾向があります。そのため、運動を回避するので体力は低下します。しかし、本症には有酸素運動が有効です。シンプルで代表的な報告は、①10週間連続して自転車漕ぎを行うと体力は回復してパニック発作は行わなかったコントロールに比較して発現が低減します。（Meyer et al, 1998）[120]、②ランニングを10週間励行した人はしなかった人より不安・抑うつ症状が軽減します。不安症状はクロミプラミン投与群には劣るものの抑うつ症状の軽減率は同等です（Broocks et al, 1998）[121]。

（5）嗜好品

①　アルコール

不安障害者はアルコール摂取者が高率です。アルコールはγ-アミノ酪酸（GABA）

－ＢＺＤ－塩素イオノファー複合体に作動薬として作用する抗不安作用があります（Linnoila, 1990）[122]。米国の疫学研究によれば広場恐怖を伴うパニック障害のアルコール乱用・中毒率は37・３％と高率です（Kessler et al, 2006）[123]。したがって本症ではアルコール中毒を指導、治療します。

アルコールの急性大量摂取は酵素シトクロムＰ４５０を抑制するためにＢＺＤ系抗不安薬やＳＳＲＩの血中濃度を上げて作用を増強します。また、アルコールはＢＺＤ系製剤の作用を相乗的に増強するので同時に服・飲用すると交通事故などの各種事故の原因になります（Hu et al, 1987）[124]。これに対してパロキセチン（Cooper et al, 1989）[125]とフルボキサミン（Linnoila et al, 1987）[126]はアミトリプチリンと異なってアルコールを併飲しても作業能力に大きな影響を与えないので実験的な有害事象も報告されていません。もっとも、アルコールを飲んで運転や仕事をすることは我国では非現実的な話で、時に犯罪になります。

アルコールは急性的には抗不安作用を示しますが体内で急速に代謝されるので抗不安作用は速やかに消失してリバウンドが生じます。この時期にパニック発作が頻発するので大量の摂取は禁止です。

② 喫煙

不安障害患者の喫煙率はパニック障害40・４％、社会不安障害20・０％、強迫性障害22・４％で、パニック障害にはヘビースモーカーが多い事実があります（MaCabe et al, 2004)[127]。不安障害患者に喫煙者が多いのはニコチンが一時的に不安を解消するためと考えられています。動物実験によるとニコチンを海馬背側部に投与すると不安解消作用を示しますが、中隔部に投与すると逆に不安が発現します（File et al, 2000)[128]。臨床的にはニコチンは摂取時には抗不安作用を示し、禁断時には催不安作用が発現します。パニック障害の喫煙者の多くは非喫煙者より不安が強く、広場恐怖が著明で、抑うつ症状やマイナス思考が強くストレスを受けやすくなっています。海外の疫学調査によれば喫煙は不安障害の発症に関係があり青年や若年成人のヘビースモーカーはコントロールと比較して発症危険率は広場恐怖6.8倍、全般性不安障害5.5倍、パニック障害15・6倍です（Johnson et al, 2000)[129]。パニック障害の発症は過去の喫煙ではなく現在の喫煙と関係します（Breslau et al, 1999)[130]。喫煙はアミトリプチリン、ノルトリオウチリン、イミプラミンなどの三環系抗うつ薬の血中濃度を低下させてセロトニン再吸収作用を低減するのでそれらの効能は下がります（Linnoile et al, 1981)[131]。

③　コーヒー

パニック障害患者にコーヒー嗜好者が多い事実は有名です。不安障害のコーヒー1杯による不安反応発現率はパニック障害76％、その他の不安障害22％で、自己評価不安尺度はパニック障害例では不安と警戒心が強く、不眠発現率も高くなります（Boulenger et al, 1984)[132]。10 mg／kgのカフェイン（50 kgの人でコーヒー5杯分）を経口摂取すると、パニック障害例は健常コントロールに比較して自己評価不安尺度、神経過敏、恐怖感、悪心、心悸亢進、落ち着きのなさは血中カフェイン濃度に相関します。このうち71%はパニック発作様の気分を体験します。両群のノルアドレナリン代謝産物の血漿ＭＨＰＧ濃度は増加しませんが、コルチゾールはともに増加します（Charney et al, 1985）[133]。カフェインは健常者でも催不安症状を起こします。健常者が急速に過剰なカフェインを摂取すると動悸、ふらつき、振戦、息切れ、胸部不快感、不整脈が発現して時にパニック発作と鑑別できない症状になります。また、長期の大量カフェイン摂取に起因する中毒症例は全般性不安障害と鑑別できません（Greden et al, 1974）[134]。大量のコーヒー飲用後にパニック障害を発症する症例が少なくないので、過去にコーヒー飲用後に不安感や動悸を経験したパニック障害患者にはコーヒー飲用中止を指導します。

（6）一般的注意

パニック障害の3大悪化要因は過労、睡眠不足、感冒です。また、治療反応不良例は高度のストレス下で生活している人が多いのです。このため、ストレスの原因を明らかにしてそれを軽減する自助努力を指導します。パニック障害患者が感冒に罹患し易く発症すると長引くことが多い事はよく知られています。この場合は感冒薬服用のためにパニック障害薬を断薬しないで併用するように指導します。気管支拡張薬のβ受容体作動薬や鎮咳剤のコデイン製剤はパニック発作誘発作用があります。また、経口避妊薬や子宮内膜症治療薬もパニック発作誘発作用が報告されています。パニック障害症例では月経前の症状悪化や月経前緊張症を併発します。このような症例には月経前1週間はＳＳＲＩを増量するか気分安定薬を併用します。パニック障害患者の妊娠は病状の重症度、出産後の援助の有無、家族関係の有無を総合的に勘案して決定します。妊娠中はパニック障害治療薬を中止して精神療法の認知行動療法を行います。薬物療法が必要な症例にはＢＺＤ系のクロナゼパム、抗うつ薬のイミプラミンの安全性が高いと考えられています。ただし、出産直前のクロナゼパムには陣痛減弱作用がある事に注意が必要です。

生活指導で重要なことはパニック障害の広場恐怖、抑うつ状態には過保護が有益ではないことです。激励的、挑戦的、鍛練的な指導が奏功します。その際、パニック障害患者は言葉に敏感な事を忘れてはいけません。

2　薬物療法

（1）　抗うつ薬

クラインら（Klein et al, 1962）[135]がパニック発作に三環系抗うつ薬（ＴＣＡ）のイミプラミンの有効性を初めて報告したことでパニック発作の生物学的な成因が提示されました。さらにCO_2吸入や乳酸の静注でパニック発作が実験的に誘発されたことでパニック発作への神経生物学的因子の関与が推定されました。これ以降、パニック障害の薬物治療の研究が盛んになり、その結果、イミプラミン、クロミプラミンなどのＴＣＡやＢＺＤ系抗不安薬、モノアミン酸化酵素阻害剤（ＭＡＯＩ）、βブロッカーなどの有効性の報告が続きました。そのなかでＢＺＤ系は有効性、即効性、安全性が、ＴＣＡは有用性と大うつ病併発例での有効性が優れていることが明らかになりました。

近年選択性セロトニン再取り込み阻害薬（ＳＳＲＩ）が開発されて、副作用が少ない、耐性が高い、大量服用が可能、ＢＺＤ系で問題になる嗜癖性、減薬時の離脱症状が低率といった点が評価されて、パニック障害の薬物療法の第一選択薬になっています。しかし、ＳＳＲＩは効果発現まで2～4週間を要する事、投与開始時期に不安が悪化する賦活症候群などがあるために、それらの対策としてＳＳＲＩとＢＺＤ系との併用が標準的治療になっています。

①　三環系抗うつ薬（ＴＣＡ）

ＴＣＡのなかでイミプラミンやクロミプラミンのパニック発作に対する有効性は早い段階から判明していました。クロミプラミンを12週間投与した二重盲検研究ではイミプラミンよりパニック発作とハミルトン不安評価尺度が有意に改善します（Modigh et al, 1992)[136]。ＴＣＡはパニック発作に対する効能が優れており、１日１回の服用が評価されていますが、他の抗うつ薬と比較すると副作用が問題です。ＴＣＡの主作用はセロトニンとノルアドレナリンの再取り込み阻害ですが、それ以外の抗コリン作用による口渇、便秘、排尿困難、かすみ眼、抗α_1作用に起因するめまい、起立性低血圧、抗H_1作用による眠気、食欲亢進、肥満、性機能障害などが問題視されています。

以上の副作用による服薬コンプライアンスの悪化やキニジン様作用による過量服用時の心毒性は無視できません。副作用研究によれば１０７人のうち73人が治療開始後１か月で治療を中断しその半数の原因は副作用でした（Noyes et al, 1989)[137]。またＴＣＡでもＳＳＲＩと同様に「ジッタリネス症候群」として治療開始当初に不眠、不安、焦燥感が発現するので低量から投与して、症状を抑制する最低量で維持する事が必要です。

［製剤］「単極性うつ病」で解説しました。

②　選択的セロトニン再取り込み阻害薬（ＳＳＲＩ）

我が国で薬価収載されているＳＳＲＩはパロキセチン、フルボキサミンで、両製剤ともにパニック障害に有効ですが（Den Boer et al, 1990）[138]、パニック障害を適応に薬価収載されているのはパロキセチンだけです。三環系との比較研究ではパロキセチンの効能はクロミプラミンとほぼ同等で、クロミプラミンよりパニック発作消失までの時間が短く、副作用のために中止した症例が低率でした（Lecrubier et al, 1997）[139]。したがって、ＳＳＲＩはＴＣＡと比較して同等以上の効能を有していますが、最大の利点は抗コリン作用による口渇、便秘、排尿困難などの副作用の発現が低率な事です。また、心・循環器系への影響も弱いので大量服用時の安全性が高いといえます。

ＳＳＲＩ独自の副作用として５-ＨＴ$_3$受容体刺激に起因する悪心、食欲低下、下痢などの消化器症状が発現しますが、いずれも服用後7～10日で消退し、対症療法で対応可能です。また、10～20％の症例で投与初期に不眠、不安、パニック障害、敵意、攻撃性、衝動性、アカンジアなどの症状や軽躁状態などの精神病状態などのいわゆる「賦活症候群」が発現するのは無視できません。このため、賦活症候群によるパニック発作か症状の悪化かの鑑別診断が必要になります。賦活症候群が疑われる局面ではＳＳＲＩの減量・

中止を計り、病状によってはＢＺＤや抗精神病薬の併用を考慮します。

ＳＳＲＩは肝臓の薬物代謝酵素Ｐ４５０を阻害します。このため、Ｐ４５０によって代謝されるＴＣＡやパニック障害に併用されるＢＺＤ系の血中濃度が上昇して副作用や中毒症状が増強します。

症状が消退して安定した場合はＳＳＲＩを減量・中止しますが、その際に不安、焦燥感、異常感覚、不眠、悪心、気分変動などの離脱症状が発現します。この原因はセロトニン再取り込み作用が強力で代謝活性物質が存在しないので体内からの消失速度が早いためと考えられています。

［製剤］「単極性うつ病」で解説しました。

③ セロトニン・ノルアドレナリン再取り込み阻害薬（ＳＮＲＩ）

ＳＮＲＩはセロトニンとノルアドレナリン受容体に作動して、それ以外の受容体への親和性が低いので抗コリン作用、キニジン様作用による心毒性、中枢H_1受容体阻害作用による眠気、食欲亢進、肥満、抗α_1受容体阻害作用のめまい、起立性低血圧などの副作用の発現が低率です。また反復投与によるβ受容体のダウンレギュレーションが起きにくく、Ｐ４５０が関与しないグルクロン酸抱合で代謝させるので薬剤の相互作用が低率です。現、在わが国で薬価収載されているＳＮＲＩはミルナシプランだけですがパニック障害は適応疾患ではありません。海外の臨床研究によればミルナシプランはパニック障害の70％に有効です（Ansseau et al, 1991）[140]。

〔製剤〕「単極性うつ病」で解説しました。

④　モノアミン酸化酵素阻害剤（ＭＡＯＩ）

フェネルミンやトラニルシプラミンなどのＭＡＯＩは単極性うつ病や社会不安障害に有効で抗パニック障害作用も有しています。12週間のプラセボコントロール研究でフェネルミンはイミプラミンより有効でした（Sheehan et al, 1980）[141]。しかし、ＭＡＯＩはチラジンに対する厳重な食事制限を行わないと致死的な高血圧症を発症するために我が国では薬価収載されていません。その他の副作用として起立性低血圧症、体重増加、不眠、性機能障害が報告されています。

（２）ベンゾジアゼピン系抗不安薬

ＳＳＲＩのパロキセチンがうつ病、うつ状態、パニック障害を適応に薬価収載されて以来、我が国では精神保健指定医だけでなくプライマリケアや一般大衆のパニック障害の認知と理解は急速に進んで欧米と同様にＳＳＲＩが薬物療法の第一選択薬と認定されました。しかし、ＳＳＲＩは効能発現に時間を要する事や、投与初期の不安や焦燥感などの賦活症候群が問題になったために、実際の臨床現場では多くの症例でアルプラゾラムなどの高力価ＢＺＤ系抗不安薬が併用されています。

ＢＺＤ系抗不安薬の抗不安作用は直面した急性の不安に有効で、動物実験でも抗葛藤作用を示し、高架式十字迷路などの急性不安に有効性を示すことが明らかになっています。これに対してＳＳＲＩの抗不安作用は学習された不安や恐怖に有効で、動物実験の恐怖条件付きモデルで有効性が示されています。

ＢＺＤ系抗不安薬はパニック障害だけでなく併発が多い全般性不安障害や社会不安障害にも有効です。ＳＳＲＩと異なって短時間で効能を発揮するのが優れています。また、ＳＳＲＩの様な投与初期の賦活症候群がないだけでなくそれらに対して有効です。しかし、パニック発作の抑制には数日から数週間を要します。また、乱用や心理的・身体的依存性、鎮静作用認知機能への副作用が問題になっています。依存性問題への対策として必要な時期に限定した短期投与を原則とすべきでしょう。長期使用は他の治療法を十分試みてから慎重に運用します。乱用歴がある患者は禁忌です。

ＢＺＤ系抗不安薬は常用量でも身体依存性が1～2か月で発現するので欧米では一般的には連続投与を1か月と限定していますが、英国の国立臨床技術評価機構（ＮＩＣＥ）の不安障害の診療ガイドラインではパニック障害の治療には原則として投与すべきではないと定めています（Ravaris et al, 1991）[142]。米国精神医学会のパニック障害の診療ガイドラインでは治療初期の病状コントロールを限度と規定しています（Munjiack et al, 1989）[143]。いずれにしても、本製剤の適応は迅速な予期不安の改善が必要な症例と抗うつ薬服用困難症例に限定すべきです。

①　アルプラゾラム

パニック障害に頻用される製剤です。パニック障害そのものに対して抗うつ薬と同等の効能を有します。長所は効果発現が早く抗うつ薬の副作用の賦活症候群がない事で、短所は12～24時間と半減期が短いために退薬症状の発現、早期の再燃、乱用の危険性、服薬間期のリバウンド、脱抑制が生じやすい事です。欧米では4～6 mg／日が処方されますが、我が国では1.2～2.4 mg／日を分3投与が勧められています。

［製剤］先発製剤にコンスタン™（武田）とソラナックス™（ファイザー）があります。

◆コンスタン0.4、0.8 mg錠™

◆ソラナックス0.4、0.8 mg錠™

〈適応〉心身症（胃・十二指腸潰瘍、過敏性腸症候群、自律神経失調症）における身体症候・不安・緊張・抑うつ・睡眠障害。[2]

〈副作用〉◇軽症：眠気、ふらつき、倦怠感、脱力感、◇重症：依存性、刺激興奮、呼吸抑制、重症肝機能障害

〈禁忌〉①本剤に過敏症の既往歴、②急性狭隅角緑内障、③重症筋無力症、④HIVプロテアーゼ阻害薬を投与中。[2]

〈後発製剤〉●メデポリン0.4、0.8 mg錠™（メディサ）、●カームダン0.4、0.8 mg錠™（共和）、アルプラゾラム0.4、0.8 mg錠™（東和）

②　クロナゼパム

クロナゼパムは当初、抗てんかん薬として薬価収載されましたが、その後、高力価でパニック障害に同等の有効性がある事が明らかになりました。長所は半減期が24時間以上と長いために投与回数が少ないので服薬間期のリバウンドや早期の再燃、退薬症状の

リスクが低いことです。また効果発現が遅いと乱用リスクが低下します。短所は頭痛の発現率が高く、脱抑制や抑うつ発現率が他のＢＺＤ系より高率な事です。投与法は初期の鎮静に留意しながら就寝前の０・25〜0.5㎎／日から始めて、その後は１〜３㎎／日を分2投与します。

［製剤］先発製剤としてランドセン™（大日本住友）とリボトリール™（中外）があります。

◆ランドセン細粒0.1、0.5％、錠0.5、1、2㎎™

◆リボトリール細粒0.1、0.5％、錠0.5、1、2㎎™

〈適応〉小型（運動）発作（ミオクロニー発作、失立〈無動〉発作、点頭てんかん〈幼児けい縮発作、ＢＮＳけいれん等〉）。精神運動発作。自律神経発作②。

〈副作用〉◇軽症：眠気、ふらつき、脱力感、◇重症：依存性、呼吸抑制・睡眠中の多呼吸発作、刺激興奮、重症肝機能障害。

〈禁忌〉①本剤に過敏症の既往歴、②急性狭隅角緑内障、③重症筋無力症②

〈後発製剤〉なし（２０１３年10月現在）。

③　ロフラゼプ酸エチル

ＢＺＤ系抗不安薬の選択は半減期が重要なポイントです。一般的には半減期が長い製剤は乱用リスクが低く中止が容易です。したがって、半減期が短いアルプラゾラムの投与は慎重でなければなりません。ＢＺＤ系では１日の投与量が５㎎以下の製剤は高力価製剤と定義しますが、薬価収載されている製剤の中でロフラゼプ酸エチル（メイラックス™：明治）は半減期が90時間以上と超長期で服薬間期の反跳性不安が発現することなく、退薬症状のリスクも低率です。１日１〜２mg／分１〜２を投与します。抗うつ薬とＢＺＤ系抗不安薬の併用メリットは抗うつ薬の効能が発現する前に抗不安薬作用が得られ、抗うつ薬投与初期の賦活症候群を抑制する事です。また、抗うつ薬治療で残存する不安を抑制します。さらには、ＢＺＤ系抗不安薬の副作用の抑うつ症状の発現を抑制します。

　ＢＺＤ系をＳＳＲＩと併用すると相互作用で血中濃度が上昇します。特にフルボキサミンとアルプラゾラムの併用で運動失調や過鎮静が発現する事があります。

［製剤］

◆メイラックス細粒１％、錠１、２mg™

〈適応〉心身症（胃・十二指腸潰瘍、慢性胃炎、過敏性腸症候群、自律神経失調症）・神経症における不安・緊張・抑うつ・睡眠障害。②

〈副作用〉◇軽症：眠気、ふらつき、倦怠感、脱力感、◇重症：依存性、刺激興奮。

〈禁忌〉①ベンゾジアゼピン系薬剤に過敏症の既往歴、②急性狭隅角性緑内障、③重症筋無力症②

〈後発製剤〉●スカルナーゼ錠１、２mg™（東和）、●メデタックス錠１、２™（沢井）、●ロンラックス錠１、２mg™（シオノ）、●ジメトックス錠１、２™（三和化学）

（3） 漢方療法

パニック障害の本態は特定の状況に依存しない未知の事象に対する心身性反応です。この様な狭義の不安障害に対する漢方療法の報告はありません。多くの症例報告は心的外傷後ストレス障害（ＰＴＳＤ）、強迫性障害（ＯＣＤ）、社会不安障害（ＳＡＤ）、全般性不安障害（ＧＡＤ）などを統括した広義の不安障害を対象にした抗うつ薬・抗不安薬との併用療法です。それらの報告によれば不安障害に特異的に認められる八綱、気・血・水証（假野、2011）[9]は腹証の胸脇苦満と心下痞硬であり、「陰陽」では少陽病、「気」では気逆・気滞、「血」は瘀血、「水」は水毒が特徴的で（奥見ほか、2008）[144]、統合失調症の陽性症状、双極性障害の躁病相症状、てんかん関連症状と共通しています（假野、2014）[11]。

具体的な方剤にはＳＮＲＩ、エチゾラム、クロキサゾラム、ロルメタゼパムの併用による加味逍遙散＋安中散、甘麦大棗湯、四逆散の病況運用によるパニック発作の消失例が報告されています（奥見、2011）[145]、また、フルボキサミンとの併用による桃核承気湯＋加味逍遙散で不安症状が小康を得ています（奥見、2011）[145]。いずれにしても、本症は漢方単独で対応するのは無理な疾患で、抗うつ薬とＢＺＤ系抗不安薬に八綱、気・血・水弁証法で「証」を決定した気逆・気滞、瘀血、利水作用を有する少陽病製剤を中心に運用することで西洋薬の効能の増強、副作用の軽減を果たすことを期待すべきでしょう。このために柴胡剤が主力製剤となり、柴胡加竜骨牡蛎湯、抑肝散、四逆散、柴朴湯がメインになります。

加味逍遙散は以上に述べた全ての証に対応できる柴胡方剤です。瘀血が強い症例には桃核承気湯、桂枝茯苓丸を併用します。コタロー社とクラシエ社の柴胡加竜骨牡蛎湯には大黄が含有されているので瘀血にも対応可能です。また、心下痞硬が著明な症例には三黄瀉心湯、半夏瀉心湯、加味帰脾湯などを処方します。以上の方剤を病況に応じて機動的に運用する事が重要です。

本症を奔豚気病と見做して漢方療法を行う考えもありますが（寺澤ほか、1987）[146]、奔豚気は〝対象が明らかな驚恐〟ですから〝対象が不明瞭な不安〟のパニック障害とは病態が異なります。

《小まとめ》

①パニック発作は何の前兆もなく状況非依存的に、めまい・ふらつきを初期症状として、その後、頻脈・動悸、呼吸困難、胸部痛、手足の痺れ、恐怖感などの症状が発現しておおよそ10分後にピークを迎える。発作の消退後には社会生活の障害になる広場恐怖症が発現する事が多い。

②本症には遺伝要因が高く、単極性うつ病、非定型うつ病、双極性障害、人格障害、不安症を合併する症例が多い。

③治療は本症が精神疾患であることを認識させたうえで、過眠や生活のリズムの改善、運動療法、誘発因子になるコーヒーやアルコール飲用、喫煙の抑制的な指導を優先する。この際、過保護的な指導は有益ではなく、激励的、挑戦的、鍛練的な指導に心がける。薬物療

法は抗うつ薬が第一選択だがジッタリネス症候群・賦活症候群のために投与初期にＢＺＤ系抗不安薬の併用が必要になる事が多い。

《本症に罹患した著名人》

長嶋一茂は試合中のグラウンドでパニック発作が起こったことを告白しています。また彼は飛行機の窓側に座れない広場恐怖も併発していました。歌手の堂本剛は芸能界のストレスからＣＤデビューした頃からパニック障害に罹患し２００５年にはコンサート中にパニック発作が発現してステージで倒れています。発作の際には過換気症候群を併発する事が多かったようです。歌手の円広志もデビュー時に罹患してパニック発作をたびたび起こしていますが、現在では克服を宣言し一連の病況を記録した書籍「僕はもう一生分泣いた」を出版しています。日本ハムファイターズのプロ野球選手の小野谷栄一は一軍に昇格してから発病し試合中にパニック発作を起こしていますが、闘病しながらグラウンドに立ち続け同じ病気に苦しむ人に勇気を与えました。森昌子は同症と併発する過換気症候群に苦しみ自殺未遂を起こしたことを告白しています。その他、歌手のアン・ルイス、美容師のＩＫＫＯ、女優の音無美紀子もパニック障害であったことをカミングアウトしています。

第三章　（更年期）骨粗鬆症

【歴史】

古代エジプトの中王国時代の第12王朝（ＢＣ１９９１～１７８２）のミイラから本症に起因した骨折が発見されました。一方、エジプトより寒冷で、日光被爆量が少なくビタミンＤ摂取が少なかった古代ペルシャでは本症はエジプトより多発していました。エジプトとペルシャの戦争による両国の戦死者の骨を比較するとペルシャ兵の方が柔らかいと古文書に記載されています。

１９４１年にアルブライト（Albright et al, 1941）[147]が全身の骨量が減少して疼痛が発現し骨折や骨格の変形をきたす骨疾患の中で骨軟化症や繊維性骨炎から骨粗鬆症を分離しました。この結果、石灰化組織量の減少の観点から骨粗鬆症は石灰化障害が基本的病態で、骨量が減少する骨軟化症とは異なって組織学的には骨の質的変化がなく、正常に石灰化された骨量が減少した病態と定義しました。また、アルブライトは閉経後の女性に高率な事実から、発症に卵胞ホルモンが関与すると考えて閉経後骨粗鬆症を広義の老人性骨粗鬆症と区別しました。その後、骨粗鬆症の診断技術が向上すると疾患概念が変容して相互関係がある異なる検査所見や臨床像に骨粗鬆症という同一疾患名が使用されるようになりました。

臨床的には骨量測定法の進歩によって骨粗鬆症の予防と治療を目的とする脆弱性骨折リスクに重点を置いた定義が検討されて、脆弱性骨折、骨の脆弱化の過程あるいは骨量の減少などの複数の定義が提案されました。この中で原発性骨粗鬆症は「ほかに明らかな原因がないにもかかわらず骨量が減少して骨折の危険が高まっている状態」と骨折のリスクを考慮して1991年の骨粗鬆症に関するConsensus Development Conference[148]で「骨量の低下、骨組織の微細構造の変化をきたした疾患」と国際的に定義されました。以上のように骨折を発症しなくても設定骨量閾値以下に骨量が低下した症例が骨粗鬆症に包括された事は骨折の予防に重要な意味がありました。しかし、骨強度は骨量や微細構造以外の骨質や骨代謝因子で決まることが骨吸収抑制薬による骨折リスクの低減が骨量の増加だけで証明できない事実によって明らかになっています。

【疫学】

骨粗鬆症の診断は、従来は脊椎X線像で行われたために読影者間のばらつきが大きく有病率の地域間比較などの疫学調査は実質的に不可能でした。しかし、近年、骨塩定量機器が普及して骨塩量を基準とした骨粗鬆症の診断基準が定められたことで正確な地域比較、国際比較、経時的比較が可能になりました。骨粗鬆症関連骨折のなかで大腿骨頸部、橈骨末端、上腕骨近位端骨折は患者が医療機関に受診するので医療機関調査で有病率・発生率は正確に把握できますが、発症頻度が高い椎体骨折は症状が軽い場合は医療機関に受診しないので把握率が低くなります。

1　骨粗鬆症の有病率

日本骨代謝学会の診断基準の腰椎骨量カットオフ値が若年女性の骨密度の70％未満とする骨粗鬆症の診断基準によって広島の一般住民の骨粗鬆症有病率を調べると、腰椎骨密度を根拠にした場合は有病率は60歳代で高く80歳代以降では低くなります。この変動の原因は閉経後の骨量減少は当初、海綿骨の割合が高い腰椎で発現するので有病率は60歳代では腰椎骨密度を根拠にすると高くなり、高齢化すると変形性脊椎症などの影響で腰椎骨量が過大評価されるため大腿骨頸部骨密度を根拠にした方が高くなります。このため原発性骨粗鬆症診断基準２０００年度改訂版では骨密度測定部位は原則として腰椎としましたが、高齢者の脊椎変形合併例では大腿骨頸部骨密度でもよい事としました。いずれの骨密度が低下しても骨粗鬆症と診断できるので、骨粗鬆症の有病率は80歳代では60％程度です。ＷＨＯの診断基準のＴスコア－2.5（標準偏差）をカットオフ値にすると前記の広島の集団の50歳以上の女性の骨粗鬆症有病率は26％です。（Fujiwara et al, 2001）[149]。米国白人女性の50歳以上の有病率は13～18％、欧州女性は23％ですから我が国の有病率が高い事が分かります。日本骨代謝学会によれば我国の２０００年の40歳以上の骨粗鬆症有病者数は１００９万人（男性２２６万人、女性７８３万人）とされています（山本、1999）[150]。

2　椎体骨折の有病率

近年、客観的な判定として椎体高計測値あるいは比率による診断基準が採用されました。しかし、いまだに国際的な統一基準はありません。したがって、椎体骨折の有病率を検討する際には如何なる基準に準拠しているかに注意が必要です。日本人女性の椎体骨折の有病率は60歳代で10％前後、70歳代で30〜40％程度と推定されています（Ross et al, 1995）[151]。同じ診断基準によれば広島の集団とハワイの日系米国人の有病率は広島が1.8倍です（Ross et al, 1995）[151]。椎体骨折の発症率は近年低下傾向にあり、出生年が10年若いと発症率は50％になります（Fujiwara et al, 1991）[152]。日本人の近年の低下の原因は生活習慣、特に食習慣の変化による体格向上、初経年齢の早発化と関係しています。

3　橈骨末端骨折、上腕骨近位端骨折有病率

鳥取県の調査研究によると橈骨末端骨折発症率は、女性は閉経後の50歳代で急増して60歳代以降でプラトーに達します。上腕骨近位端骨折は女性では60歳代以降で急増して80〜84歳で10万人当たり２００人です（Hagino et al, 1999）[153]。女性の橈骨末端骨折と上腕骨近位端骨折の加齢による増加パターンは欧米と大差ありません。しかし、橈骨末端骨折は女性で近年増加傾向にあり、上腕骨近位端骨折は男女ともに増加しています（Hagino et al, 1999）[153]。

4　大腿骨頸部骨折

〝寝たきり〟の原因になる大腿骨頸部骨折の発症率は男女ともに70歳以降は指数関数的に

増加します。70歳以上の女性の発症率は男性の2倍以上です（Orino et al, 2000）[154]。高齢者人口の急激な増加に伴なって我が国の患者数は増加し、１９８７年時点の1年間計算で5.3万人でしたが、１９９２年には8万人、１９９７年には9.2万人と推計されています（Orino et al, 2000）[154]。患者数増加は高齢者の人口増加だけでなく発症率の増加も重要要因です（Iga et al, 1999）[155]。発症率の増加は欧米諸国や日本以外のアジア諸国でも顕著です。特に外側骨折が増加しています。我が国の発症率は米国や北欧の１／２から１／３程度で、香港の中国人と同等ですが、マレーシアや韓国より高率です。大腿骨頸部骨折の発症率の地域差、年次推移の差異から考えて、発症要因に人種、体格因子、近代化・都市化に伴う運動量の低下や生活習慣などの諸因子が関与しています。

【危険因子】

１　低骨量の危険因子

カナダのScientific Advisory Board[156]が１９９６年に発表した骨粗鬆症の診断と治療のガイドラインは診断前のリスク評価に早発閉経、性成熟期女性の無月経などの卵巣機能不全、ステロイド療法、副甲状腺機能亢進症などの二次性の骨量減少、化学療法、男性の性腺機能低下と骨粗鬆症の家族歴の重要性を指摘しました。European Foundation of Osteoporosis and Bone Disease[157]が１９９７年に発表した骨粗鬆症の診断と治療のガイドラインは骨粗鬆症の危険因子に遺伝因子、体格、ライフスタイル・栄養、現病歴、服薬の4要因をラインアップしています。

我が国のガイドライン[158]は治療前に評価すべき低骨量の危険因子に高年齢、女性、人種（アジア人、白人）、家族歴、小体格、やせ、低栄養、運動不足、喫煙、アルコール多飲、ビタミンＫ不足、卵巣機能不全、無出産歴、副腎皮質ホルモン療法、胃切除、甲状腺機能亢進症、糖尿病、腎不全、肝不全などの諸疾患を指摘しています。

また、英国で２０００年に出版された骨粗鬆症の予防と資料のクリニカルガイドライン[159]は開業医を対象に骨粗鬆症の患者の取り扱いの基準を定めていますが、ここでの薬物治療導入前のリスク評価は未治療の性腺機能低下、ステロイド療法（プレドニン換算１日7.5mg、６か月以上）、骨粗鬆症の有病率を増大させる疾患（胃腸障害、慢性肝障害、副甲状腺機能亢進症、甲状腺機能亢進症など）で、Ｘ線での骨量低下の確認を強調しています。

２　骨量低下の危険因子

骨量減少には低骨量に加え著しい低下という速度概念が加わります。このため、骨粗鬆症の危険因子として低骨量要因と同様に骨量低下に及ぼす諸要因にも配慮します。我が国の骨量減少のコホート研究は骨量減少要因として、女性、やせ、体重減少、高身長、身長低下、閉経周辺期、牛乳・小魚の摂取量が少ない、トランキライザーの服用、低骨量、環境因子が指摘しています（Yoshimura, 1996）[160]。欧米の研究報告は体格指数（ＢＭＩ）と骨量減少との関連報告が多くなっています。低体重、低ＢＭＩ、体重減少、ＢＭＩの減少などです。喫煙と飲酒に関する見解は未だ一致していませんが、橈骨骨量の低下が報告されています（Hannan et al, 2000）[161]。身体活動は男性の腰椎骨密度低下の予防効果があります（Dennison et al, 1999）[162]。また、偏食とダイエットは本症の重要なリスク因子です。

3　骨粗鬆症に関連する骨折の危険因子

低骨量と骨量減少の危険因子に加えて骨折の危険因子が存在します。最も発症頻度が高いのは脊椎椎体骨折ですが、寝たきりの原因になって高齢者のＱＯＬ、ＡＤＬを著しく低下させるのは大腿骨頸部骨折です。両者の疫学的特徴は大きく異なります。

（1）　脊椎椎体骨折

高齢者の脊椎椎体骨折の大半は骨粗鬆症に起因します。したがって、本骨折の危険因子は骨粗鬆症の危険因子でもあります。我が国の山村の調査研究によると本骨折は70歳代の女性の44％に認められましたが（Yoshimura et al, 1995）[163]、多くは症状が軽微なために本人が骨折の受傷を自覚しません。このため、一定の集団にＸ線検査を行って骨折の有無を確認しなければなりません。欧米の調査研究によれば、体重増加予防、母親に大腿骨頸部骨折の既往、有経期間が短い、過剰な運動、低骨量が危険因子とされています（Naves Diaz et al, 1997）[164]。しかし、我が国では危険因子の報告は極めて少ないのが現状です。

（2）　大腿骨頸部骨折

大腿骨頸部骨折は脊椎椎体骨折と異なって80歳以上の発症率が劇的に高くなり（Orino et

al, 2000)[165]、特定のインパクトが原因で症状も明白なので発症の特定は容易です。我が国の全国規模の調査研究で高ＢＭＩや適量の飲酒が予防要因である事が判明しています。また、魚の摂取や布団で寝るなどの日本人のライフスタイルが予防要因と認定されました（Suzuki et al, 1997)[166]。

大腿骨頸部骨折の予防で重要なことは転倒の予防です。本骨折の原因の76％が 転倒（躓き、転び、滑り）で（橋本ほか、1991)[167]、低骨量や骨量減少とは独立した危険因子になっています。転倒と関連が深い因子は、高齢、女性、移動能力の低下、転倒の既往、バランステスト低評価、歩行速度が遅い、下肢の筋力低下、握力低下、パーキンソン病、向精神薬の服用、多剤併用などが問題視されています（Nevitt, 1997)[168]。人種的には日本人は白人と比較して転倒率が低く（Aoyagi et al, 1998)[169]、複数転倒者はＢＭＩが高く、動脈硬化が認められ、健脚度が劣っている人々です（太田ほか、1997)[170]。

【検査】

骨代謝は皮質骨と海綿骨両者で、休止相、活性化相、逆転相、形成相の各相からなって数か月の周期で繰り返されています。破骨細胞による骨吸収、骨芽細胞による骨形成が繰り返し、両作用による骨の再構築過程はリモデリングと呼称されます。この骨吸収と骨形成との間のバランスが保たれたれば（カップリング）では骨量は一定に維持されます。このカップリングが破綻して相対的に骨吸収が骨形成を上回り骨量が減少して骨の脆弱性が増加した病態が骨粗鬆症です。

骨代謝回転の病的な状態を診断して骨のリモデリングの変化を評価する事は臨床上重要です。従来は骨代謝回転の評価は腸骨骨生検による骨組織形態計測で行われましたが、侵襲的で頻回の評価が困難で全身の骨代謝動態を反映しないこと、解析に時間と熟練を要することなどが問題でした。近年、新たな骨代謝マーカーが開発されて骨代謝の変化を血中、尿中に分泌される特異性が高いタンパク質や酵素で評価可能になりました。

《骨代謝マーカーの分類》

1　骨形成マーカー

（1）　オステオカルシン（ＯＣ、ＢＧＰ）

骨と歯に限定して存在する特異性が高い非コラーゲン性タンパク質です。主に骨芽細胞でpre-pro　ＯＣとして産生されプレペプチドとプロペプチドが切断されて完全分子のＯＣになります。　産生されたＯＣの約⅔は骨基質に取り込まれ約１／３が血中に放出されます。骨のヒドロキシアパタイト（水酸化リン酸カルシウム）と強い親和性を示し骨の石灰化過程に関与します。ＲＩＡ法はＣ末端に対する抗体、ＩＲＭＡ法は中間部に対する抗体を認識します。高値を示す疾患には続発性副甲状腺機能亢進症、甲状腺機能亢進症、悪性腫瘍の骨転移に際した骨形成の亢進があり、閉経後早期で骨代謝が高回転型になる骨量減少例でも高値を示します。

◆正常参考値：3.1～12・７ ng／ml

（2）　骨型アルカリフォスファターゼ（ＢＡＰ）

骨芽細胞の膜成分に多量存在し骨芽細胞機能を示す指標として重要です。ＢＡＰに特異性が高いモノクロナール抗体を用いるＲＩＡ法と特異的抗体に吸着させて酵素活性を測定するＥＩＡ法が開発されていますが、ＥＩＡ法が保険適応になっています。

◆正常参考値：男性：13・0〜33・9Ｕ／Ｌ、女性：9.6〜35・4Ｕ／Ｌ

高値を示す病的状態に悪性腫瘍の骨転移、副甲状腺機能亢進症があり、生理的に高値になるのは小児期、骨代謝が高回転型になる閉経期早期です。

（3）　Ｉ型プロコラーゲンＣ末端プロペプチド（ＰＩＣＰ）とＮ末端プロペプチド（ＰＩＮＰ）

Ｉ型コラーゲンは体内で最も多いコラーゲンで骨のコラーゲンの90％以上を占めます。骨芽細胞内でＩ型コラーゲンとして産生・分泌された後にタンパク質分解酵素でＣ末端、Ｎ末端が切断されて血中に放出されます。このうちＣ末端がＩ型プロコラーゲンＣ末端プロペプチド（ＰＩＣＰ）で、Ｎ末端がＩ型プロコラーゲンＮ末端プロペプチド（ＰＩＮＰ）です。両者の血中濃度は1型コラーゲンの合成量、すなわち骨形成量を反映します。

2　骨吸収マーカー

（1）　酒石酸抵抗性酸ホスファターゼ（ＴＲＡＰ）

破骨細胞に多く含有される酵素で骨吸収時に分泌されます。測定法には分光光学的測定法、電気泳動法がありますが、血清中に活性阻害物質が存在する、長期間の凍結保存が困難、などが問題になって臨床検査としてはあまり行われません。高値を示す疾患に骨ページェット病や副甲状腺亢進症があり、閉経期女性でも上昇します。

（２）　血清Ｉ型コラーゲンＣ－テロペプチド（ＩＣＴＰ）

Ｉ型コラーゲンのＣ末端の三重螺旋を形成しないテロペプチドで構造内にピリジノリン（ＰＹＤ）、デオキシピリジノリン（ＤＰＤ）の架橋構造が存在してコラーゲン繊維を保持しています。ＩＣＴＰはＩ型コラーゲンの分解によって産生されます。生体軟部組織でのコラーゲン分解は貪食細胞を介した経路と細胞外での酵素分解による経路があります。骨リモデリングの破骨細胞性骨吸収は前者で、後者は炎症部位など代謝回転が亢進した病況での代謝経路です。閉経や卵巣摘出後の変動は小幅で、血中ＩＣＴＲは骨吸収の原因となる病態で増加程度が変化します。増加する疾患は悪性腫瘍の骨転移、多発性骨髄腫、関節リュウマチなどです。

（３）　ピリジノリン（ＰＹＤ）、デオキシピリジノリン（ＤＰＤ）

ＰＹＤ、ＤＰＤはコラーゲン分子間で成熟する架橋物質でコラーゲンの構造の維持に重要な役割を担います。骨吸収でコラーゲンが分解されると架橋も放出されるので、架橋を測定すれば骨吸収の活動性が判定できます。ＰＹＤは骨、歯、軟骨、アキレス腱などのコラーゲンに存在しますが、ＤＰＤは骨以外の存在量が少ないので骨特異性が高いのです。また、消化管から吸収されないので食事の影響を受けずに生体内で代謝されずに尿中に排泄されるので骨吸収マーカーとして優れています。体内のＰＹＤ、ＤＰＤは40％が遊離型で、60％がペプチド結合型です。

◆正常参考値：男性：2.1〜5.4nM／mM、女性：2.9〜7.6nM／mM。

12nM／mM以上は骨代謝亢進が病的で、甲状腺機能亢進症、副甲状腺機能亢進症、転移性骨腫瘍の可能性が高くなります。

（４）尿中Ｉ型コラーゲンＣ末端架橋テロペプチド（ＣＴＸ）とＮ末端架橋ペプチド（ＮＴＸ）

骨吸収の結果、１型コラーゲンが分解される時にＰＹＤ架橋のＣ末端（ＣＴＸ）とＮ末端（ＮＴＸ）のテロペプチドが放出されるので両テロペプチド値は骨吸収の活動性を反映します。

◆ＮＴＸの正常参考値：男性：13〜66・2nMＢＣＥ／mMCr、閉経前女性：9.3〜54・3nMＢＣＥ／mMCr、閉経後女性：14・3〜89nMＢＣＥ／mMCr

閉経によってＣＴＸは１４１％、ＮＴＸは１１０％と著明に上昇し、治療の比較的早期から有意に減少する鋭敏な骨吸収マーカーです。

《代謝マーカーの臨床応

１　治療適応と治療法

骨吸収が著明に亢進して代償性の骨形成亢進が認められる症例は高代謝回転型と規定され、

骨吸収抑制作用を有する卵胞ホルモン製剤やビスホスフォネート製剤が適応になります。一方、骨量が低下しているにもかかわらず代償性の骨形成亢進が認められない症例は低代謝回転型で骨形成促進薬が適応です。２３９人の閉経後女性のホルモン補充療法を対象にした研究では基礎値と１年後の腰椎骨密度が有意に相関する骨吸収マーカーはＮＴＸ、骨形成マーカーはＯＣだけでした（Marcus et al, 1999）[171]。以上の症例では総大腿骨では骨代謝マーカーは有意に相関することはありません。

また、閉経後3年以内の２３６人の白人女性にホルモン補充療法を行った研究では、治療開始時の骨代謝マーカー基礎値を4分位解析すると遊離ＤＰＤ以外の骨代謝マーカーは最高値群と最低値群の1年後の腰椎骨密度変化率で有意差が認められました（Rosen et al, 1997）[172]。さらに、1年間のホルモン補充療法で腰椎骨密度が増加した群と低下した群の治療開始時の尿中ＮＴＸと遊離ＤＰＤの基礎値を比較すると2群間で有意差を認め増加群で高値でした（Rosen et al, 1997）[172]。以上の事実からホルモン補充療法は骨吸収マーカーが高値の高代謝回転型に有効です。

2　治療効果の判定

骨粗鬆症治療の効果を骨量で測定で判定するには1〜2年が必要です。この点、骨代謝マーカーを根拠にするとより早期の治療効果判定が可能です。５６９人の閉経女性にエストラジオール17βパッチによる2年間のホルモン補充療法を行った臨床試験では61・１％が

responder（骨密度変化率2・26％以上）、16％がnon-responder（同－2・26％以下）で、各種骨代謝マーカーの3か月後、6か月後の変化率・実測値と2年後の腰椎骨密度の相関を検討すると、治療開始3か月後の血中、尿中ＣＴＸの変化率と実測値は単独で2年後の腰椎骨密度の変化を予測できましたが、ＯＣは変化率のみ予想不可能でした。また、ＢＡＰは変化率、実測値のいずれも予想できませんでした（Delmas et al, 2000）[173]。

3　骨塩量減少の予知

骨塩量減少の程度は骨代謝回転が亢進する場合に大きくなります。骨代謝マーカーは骨代謝回転の程度を反映するので骨塩量減少の程度をマーカーの変化で早期に予測できます。研究開始時の尿中ＮＴＸ基礎値を四分位解析すると、閉経前では最高値群から最低値群で1年後の腰椎骨密度変化率には有意差は認められませんでしたが、閉経後女性では各位群で1年後の腰椎骨密度変化率に有意差が認められました。同様な傾向は3年後まで認められました。ＮＴＸの1年後の腰椎骨密度の変化の予知能を閉経後5年以内と6年以上の2群で比較すると5年以内がより大でした（Chaki et al, 2000）[174]。

4　骨折の危険度の予知

骨折の危険度は低骨密度と骨量喪失速度の2因子で決まります。骨折の高危険度は低骨密度と、骨代謝マーカーの中でも骨吸収マーカー高値で確認される骨吸収亢進症例です。最近、

表14　骨代謝マーカー

骨形成マーカー	略号	検体	正常参考値	高値を示す他疾患	保険適応
◆オステオカルシン	OC, BGP	血清	3.1~12.7ng/ml	副甲状腺亢進症、骨パジェット病、骨軟化症、骨肉腫、転移性骨腫瘍	○170点
◆骨型アルカリフォスファターゼ	BAP	血清	♂: 3.7~20.9 μg/L、閉経前 ♀: 2.9~14.5 μg/L、閉経 ♀: 3.8~22.6 μg/L	肝障害、甲状腺機能亢進症、副甲状腺機能亢進症、パジェット病、骨軟化症、癌、骨肉腫、悪性腫瘍の骨転移前立腺癌、前立腺癌の骨転移	○96点
	PICP	血清	♂: 78 ng/ml未満、閉経前		×
◆I型プロコラーゲンC架橋、N架橋ペプチド	PINP		♀: 59.9 ng/ml未満、閉経 ♀: 106.5 ng/ml未満 (PINP)		
	TRAP	血清			×
骨吸収マーカー	I			骨パジェット病、副甲状腺機能亢進症、	
◆酒石酸抵抗性酸ホスファターゼ	CTP	尿	4.5 ng/ml未満	悪性腫瘍の骨転移 乳癌、肺癌、前立腺癌の骨転移	× ○200点
◆I型コラーゲンC架橋テロペプチド	PYD, DPO	血清	♂: 2.1~5.4nM/mM, ♀: 2.9~7.6 nM/mM	甲状腺機能亢進症、副甲状腺機能亢進症、転移性骨腫瘍、骨パジェット病	○160点
◆デオキシピリノジリン	NTX	血清	♂: 13~66.2 nM BCE/mM Cr、閉経前♀: 9.3~54.3	甲状腺機能亢進症、副甲状腺機能亢進症、転移性骨腫瘍、骨パジェット病	
◆I型コラーゲン架橋N-ペプチド		尿	nM BCE/mM Cr、閉経♀: 14.3~89 nM BCE/mM Cr		

骨粗鬆症治療薬剤による治療効果、骨密度に対する効果、あるいは骨折予防に対する効果を骨密度の増加や骨代謝マーカーの低下でどの程度説明可能かの研究が行われています。その中に選択的エストロゲン受容体修飾薬剤（ＳＥＲＭ）のラロキシフェンを２７２２人の閉経後女性に3年間投与して椎体骨折予防効果を検討した研究があります（Bjarnson et al, 2001）[175]。それによればラロキシフェン療法開始後1年で血清ＯＣが治療前値より9.3μg／L減少した治療中3年間の椎体骨折発症オッズ比は０・69（Ｐ=０・００３）でした。同様にＢＡＰが５・91μg／L減少した同骨折オッズ比は０・75（Ｐ=０・００５）でした。ラロキシフェン療法後の血清ＯＣ値と大腿骨骨密度の変化量を検討すると新たな椎体骨折発症頻度は大腿骨骨密度の変化量より血清ＯＣ値減少の方が将来の骨折リスクに対して相関性が高い事になります。代表的な骨代謝マーカーを表14にまとめました（表14）。

【診断】

骨は骨基質（コラーゲンなど）と骨塩（ハイドロキシアパタイト）から構成され、骨量はその総和です。骨密度は骨サイズの影響を除外するために骨塩量を骨体積で除した数値です。骨粗鬆症は国際的に「低骨量と骨微細構造の劣化が原因で骨の脆弱性が高まって骨折を発症しやすい全身的な骨疾患」と定義されています[173]。本定義は骨粗鬆症の診断には骨硬度と骨構造の把握が必要なことと骨折の有無にかかわらず同症の診断が可能なことを示しています。

１９９４年にＷＨＯは骨塩量（ＢＭＣ）と骨密度（ＢＭＤ）を用いた若年成人平均値（ＹＡＤ）を基準とする診断基準を決定しました[177]。

　これによると、対象は白人女性で、ＢＭＣ、ＢＭＤの評価はいずれの骨部位でも可能で、「正常」ＢＭＣ、ＢＭＤはＹＡＭの−1.0ＳＤ（標準偏差）、「骨量減少」はＢＭＣ、ＢＭＤがＹＡＭの−1.0〜−2.5ＳＤ、「骨粗鬆症」はＢＭＣ、ＢＭＤがＹＡＭの−2.5ＳＤ未満、骨折を合併する骨粗鬆症は重症と診断する事になっています。

《原発性骨粗鬆症の診断基準》

　１９９５年に策定された日本骨代謝学会の原発性骨粗鬆症の診断基準は①対象日本人女性、②除外診断を重視、③脆弱性骨折の有無による適応、④低骨量の判定はＢＭＤ値は脊椎Ｘ線像による骨粗鬆症所見の判定、⑤ＢＭＤ値の測定部位は腰椎を原則とする、⑥骨量減少または骨粗鬆症のＢＭＤカットオフ値はＳＤではなく％表示とする、⑦「正常」ＢＭＤはＹＡＭの80％以上、脊椎Ｘ線像で骨粗鬆化所見なし、「骨量減少」はＹＡＭ70％以上80％未満、Ｘ線所見疑いあり、「骨粗鬆症」はＹＡＭ70％未満でＸ線所見ありと定義しています[178]。

《脆弱性骨折の診断》

　脆弱性骨折は低骨量が原因で軽微な外力で発生する非外傷性骨折です。骨折好発部位は脊椎（椎体）、大腿骨頸部、橈骨遠位端などです。この中で大腿骨頸部骨折と橈骨遠位端骨折は臨床症状から診断は容易です。しかし、胸・腰椎の椎体骨折は疼痛などの臨床症状が軽微で、Ｘ線像で診断される形態骨折が少なくありません。Ｘ線像による椎体骨折の診断法には視覚的な半定量的計測法（ＳＱＡ）と椎体高計測法があります。椎体高計測法は胸・腰椎の前縁高（Ａ）、中央高（Ｃ）、後縁高（Ｐ）を計測して、Ｃ／Ａ、Ｃ／Ｐのいずれが0.8未満

（魚椎）、Ａ／Ｐが０・75未満（楔状椎）、椎体が全体的に減少して椎体の上位または下位のＡ、Ｃ、Ｐがそれぞれ20％以上減少（扁平椎）を診断基準としています。新鮮な骨折で認められる骨皮質の連続性離断も診断基準になります。

《低骨量の判定》

低骨量は骨塩定量法または脊椎X線像での骨粗鬆化の有無で診断しますが骨塩定量法を優先します。骨塩定量法は二重エネルギーエックス線吸収測定法（ＤＸＡ）による腰椎の測定を第一義とします。ただし、測定腰椎が骨折している症例や腹部大動脈の石灰化が著明な症例でＢＭＤ値が過大に測定される可能性が高い症例では大腿骨頸部を測定部位とします。そこも適当ではない場合は橈骨、第二中手骨、踵骨とします。脊椎X線像による骨粗鬆症の診断は椎体の骨梁数、幅、間隙、分布を反映する骨委縮度分類によります。骨委縮度分類は骨の強度と密接に関係する骨構造の視覚的評価法です。骨委縮度は以下のように４グレード分類します。

① 骨委縮なし：縦、横の骨梁が密に走行している。
② 骨委縮度Ⅰ度：横の骨梁が消失して縦の骨梁が目立つようになる。
③ 骨委縮度Ⅱ度：縦の骨梁数が減少して全体に疎になる。
④ 骨委縮度Ⅲ度：縦の骨梁幅が細くなって全体に不明瞭になる。

骨定量法によって低骨量と診断するＢＭＤのカットオフ値は以下の如くです。

① 脆弱性骨折ありの場合：ＹＡＭ80％未満。

②　脆弱性骨折なしの場合

1、骨量減少：ＹＡＭ70～80％

2、骨粗鬆症：ＹＡＭ70％未満

【治療】

1　食事療法

《序論》

骨粗鬆症は21世紀の国民健康づくり運動、「健康日本21」で生活習慣病に認定されて、生活習慣病の中でも特に食生活と関連が深い疾患とされました。このため、食事療法が骨粗鬆症の第一選択治療である事は言うまでもありませんが、生活習慣と明記されたことは骨粗鬆症の予防や治療での食事療法の重要性を認識させる手段として効果的でした。食事療法のエンドポイントは患者個々人の栄養状態を客観的に評価・判定して骨の健康回復・治療を図り、患者のＱＯＬを向上させることにあります。

　食事療法で最も重要な事は患者の栄養状態を正確・客観的に評価して治療効果や予後の栄養評価をする事にあります。患者の栄養状況を正確に把握するには患者の栄養評価としてあらかじめ身体的状況（身長・体重・体格指数・標準体重・上腕三頭筋部皮下脂肪厚・上腕筋囲・体脂肪率・ウエスト／ヒップ比）のチェックが肝要です。さらには自己記入法による食事の記録、ないし食習慣の把握のために問診票による食品摂取頻度調査を行って、栄養摂取状況だけでなく生活のリズムや食行動、食環境、食に対する知識及び意識などの情報を収集するとより正確な評価が可能です。さらに、患者に食生活と栄養摂取の問題を列挙して指導すれば患者の行動変容を伴うより効果的な食事療法が可能になって最大の効果が期待できます。

（1）骨粗鬆症に関係する栄養因子

骨はタンパク質のコラーゲンを主体とした有機基質とリン酸カルシウムを主体とした無機質を主成分に構成されています。このほか、微量元素としてマグネシウム、ストロンチウム、バリウム、アルミニウム、塩素、フッ素なども含みますが、骨ミネラルの大部分はカルシウムとリンです。したがって、それらの不足は骨粗鬆症の成因になります。また、本症の栄養療法はとりわけカルシウム摂取と、ビタミンDをはじめとして、乳糖、タンパク質、ペプチド、脂肪、リン、マグネシウム、食物繊維などのカルシウム吸収関連因子も重要です。その他に骨代謝に関与する重要栄養素にビタミンC、A、Kなどのビタミン類があります。ビタミンCは骨芽細胞のコラーゲン合成の必須因子で、ビタミンAは骨芽細胞と破骨細胞の分化と活性に深く関与しています。また、ビタミンKは骨形成と吸収（骨塩溶出）と関係しています。

① カルシウム

カルシウムは骨の主成分です。カルシウムの腸管からの吸収は年齢とともに低下します。小児では75％ですが成人では30～40％で高齢になるとさらに低下してカルシウムバ

表15　カルシウム含有量が多い食品（日本食品標準成分表）

食品名	摂取量（g）	カルシウム含有量（mg）
牛乳	1本（200）	220
低脂肪加工乳		260
ヨーグルト（全脂無糖）	1本（200）	120
スキムミルク（脱脂粉乳）	1個（100）	176
アイスクリーム	1個（100）	140
チーズ	1切れ（25）	158
ししゃも	4尾（100）	330
メザシ	中2尾（30）	132
シラス干し	大匙1杯（5）	11
干しエビ	1／5袋（10）	710
小松菜	1／5束（50）	85
春菊	4～5本（50）	60
大根の葉	1／2株（50）	130
野沢菜	小皿1盛り（30）	39
木綿豆腐	1／2丁（150）	180
油揚げ	1枚（25）	75
おから	1／2カップ（65）	65
高野豆腐	1個（20）	132
納豆	1／2パック（50）	45
昆布	5cm角（5）	36
ひじき	1／10カップ（5）	70
わかめ	1／5カップ（3）	29
切り干し大根	1／5カップ（10）	54
ゴマ	小匙1杯（5）	60

ランスは負に傾斜します。したがってバランスを保持するには年齢的に充分量のカルシウム摂取が必要です。第6次改定日本人の栄養所要量[179]に従えばカルシウム必要量は性別、年齢で異なります。許容上限摂取量は２５００mg／日とされていますが、健常成人が２５００mg／日を摂取したとしても便秘が発現する程度で高カルシウム血症、高カルシウム尿症を発症する事はないとされているので骨粗鬆症の治療や予防を目的に１５００〜２４００mg／日を投与しても高カルシウム血症を発症しません（Riggs et al, 1998）[180]。

現在、日本人の平均カルシウム摂取量は平均所要量の88％の５４７mg[181]で必要量を満たさないカルシウム摂取不足にあります。したがって、毎日の食事にカルシウムを多く含有する食品（表15）を多く取り入れることを習慣化します。我が国の骨粗鬆症の治療に関するガイドライン（折茂ほか、1998）[182]によれば骨粗鬆症予防のためのカルシウム摂取量は８００mg／日で、治療を目的とする場合はさらに多い摂取が必要です。このために、患者の食生活の行動変容の改善指導が必要です。具体的には肉類、卵類、魚介類、大豆・大豆製品、骨ごと食する小魚、牛乳・乳製品、緑黄色野菜などを1日3度の食事の中に少なくとも各群1品ずつ取り入れる献立を作成すれば栄養バランスを取りながらの必要量のカルシウム摂取が可能です。また、脂肪や水分が少なく調理に利用範囲が広いスキムミルクを卵焼きやポテトサラダに加えるような様々な料理や飲み物に加える工夫や、高脂血症の患者には牛乳・乳製品は低脂肪なものを選択するなどの配慮が必要です。

②　ビタミンD

表16　ビタミンD 含有量が多い食品（日本食品標準成分表）

食品名	摂取量（g）	ビタミンD量（μg）
カツオ塩辛	小匙１杯（５）	6
にしん燻製	１本（50）	24
塩鮭	１切れ（50）	12
ウナギ蒲焼	１人前（100）	19
まぐろトロ	１人前（80）	14
生鯖	１切れ（80）	9
生秋刀魚	１尾（100）	19
生鰯	１尾（100）	10
鶏卵卵黄	１個分（30）	2
うずらの卵	２〜３個（30）	1
乾燥黒きくらげ	１／10カップ（２）	9
干し椎茸	２〜３個（５）	1
舞茸	４／１束（20）	1

ビタミンD（カルシフェロール）はカルシウム代謝の最重要因子で、食物から供給されるか適度な日光浴によって皮下で7－デヒドロコレステロールから産生されます。吸収・産生されたビタミンDは肝臓で25－ヒドロキシカルシフェロール〔25（OH）D_3〕となり、さらに腎臓で1・25ジヒドロキシカルシフェロール〔1・25（OH）$_2$ D_3〕の活性型ビタミンDに転化されます。この活性型ビタミンDが腸管上部でカルシウム能動移動を担います。したがって、ビタミンD摂取不足や日光浴不足は腸管上部でのカルシウム吸収不全をきたし骨粗鬆症や骨軟化症の原因になります。このため、毎日の食事にビタミンDを多く含有する食品（表16）の摂取が必要です。とりわけ高齢者は腎臓でのビタミンD活性化機能が

表17　ビタミンKを多く含有する食品
（日本食品標準成分表）

食品名	μg/100g
納豆	870
大豆モヤシ	57
さやインゲン	60
あしたば	500
おかひじき	310
キャベツ	78
小松菜	210
シソの葉	690
春菊	250
大豆油	210
菜種油	120

減弱しているので腸管からのカルシウム吸収量の維持に留意します。

③　ビタミンK

ビタミンK不足は骨粗鬆症や同症に起因する骨折の危険因子であり、ビタミンKは骨代謝に関わる栄養因子です。すなわち、ビタミンKは骨芽細胞でのオステオカルシン産生、石灰化促進作用、破骨細胞の形成などの骨吸収抑制作用と骨形成促進作用があります（細井、2001）[183]。自然界に存在するビタミンKはK_1とK_2で、K_1は緑黄色野菜に多く含有され、K_2は納豆などの発酵食品に多く含有されています。このためにビタミンKを多く含有する食品（表17）の摂取に心がけます。ただし、ワルファリン投与中の患者は要注意です。

④　タンパク質

タンパク質は骨では約20％が結合組織に特有なタンパク質のコラーゲンが構成要素になっているので最大骨量の獲得とその維持、骨量減少抑制の重要因子です。タンパク質摂取と本症及び骨折の発症率に関する疫学研究でカルシウム摂取とともにタンパク質摂取も骨量に影響を与える重要因子であることが明らかになっています（Nordin, 1996）[184]。一方でタンパク質の過剰摂取は尿細管でのカルシウムの再吸収を抑制するのでカルシウムバランスを負にすると考えられてきたためにタンパク質の過剰摂取は骨粗鬆症のリスク因子と考えられてきました。しかし、高齢男女を対象にした4年間縦断のコホート研究によって低タンパク質摂取は大腿骨・腰椎の骨量低下と有意な相関を認めましたが、高タンパク質摂取（８４〜１５２g）は骨への悪影響がなかった事実（Hannan et al, 2000）[185]から日常的な食生活での過剰摂取の骨への弊害は無視できることが明らかになりました。

しかし、腎機能が低下した患者には留意します。近年、更年期以降の人に対する粗食の効能を述べた書籍が大ベストセラーになっています。それらは多くは〝個人の感想〟としての症例報告を根拠にしているのでもとよりエビデンスといえるものはありません。しかし、タンパク質の制限は骨にも悪影響を及ぼすことは明らかです。最近の、やせ願望、肥満恐怖に起因するヘルシー＝ダイエット概念は健康を害します。骨折してＱＯＬ、ＡＤＬが低下しては長生きの値打ちがありません。高齢化した人は癌より骨折に留意すべきです。

★コホート研究：特定の要因に暴露した集団としていない集団を一定期間追跡する事で要因と疾病発症の関連を調べる観察的研究。

⑤ その他の栄養因子

エネルギー摂取の骨代謝に与える影響をラットで検討した研究でエネルギー摂取を制限するとカルシウムを充分に与えても骨の形成に悪影響があり、成長期の骨量増加が抑制されることが明らかになっています（Omi et al, 1998）[186]。したがって、カルシウムやタンパク質のみならず低エネルギー状態に陥らない食事指導が大切です。ここでも粗食療法は骨折のリスクを高めることが明らかです。

リンはカルシウムと同様に骨の主要成分で、カルシウム代謝に深く関与しています。

しかし、現実的には日常的な食事でリンの摂取量が不足する事はなく、むしろ過剰摂取で腸管のカルシウム吸収を抑制し、腎臓のカルシウム蓄積を亢進して腎臓の負荷を増大する事が問題になります。リンとカルシウム摂取量はアンバランスになりやすいのです。カルシウム・リン比が0.5〜2.0であればカルシウム吸収が抑制されることはありませんが、インスタント食品や加工食品にはリン酸塩の食品添加物を多く含有しているので注意を要します。

他に骨代謝に関係するミネラルとしてマグネシウムも重要です。マグネシウム欠乏状態になると骨は脆弱化して骨形成マーカーの低下、吸収マーカーの増加を伴って骨量が低下しますが、マグネシウムを補給すると改善する（Omi et al, 1998）[186]ので食事によるマグネシウム不足には注意しなければなりません。

（２）　食事療法のポイント

①　有効性の提示

食事療法をすすめる上で重要な事は患者のコンプライアンスを高め食事療法を納得させるために、食事療法の積極的実践の動機付けになる実例をエビデンスとして提示する事です。また、本症は生活習慣病であることを認識させて日常の生活習慣の中で食事の重要性を強調します。

③　高齢患者への配慮

高齢化すると老化現象として代謝、免疫、感覚などの諸生理活性や機能が低下します。

このなかで消化器系の機能低下としての咀嚼力低下、歯の喪失、味覚・臭覚の変化、嚥下障害、蠕動運動の低下、消化管液分泌低下などは低栄養状態の原因になります。また、食欲低下の原因に消化系の機能低下に加えて胃腸疾患、腎臓疾患、視力障害、運動不足、薬物の影響、精神的ストレスがあります。したがって、高齢患者の食事療法は食欲の改善、嗜好の対応、摂食機能能力の解決を図り、個人特異的で効果的な食事療法を実施します。

2　運動療法

《序論》

骨粗鬆症は骨密度の減少と微細構造の劣化によって骨折しやすくなった疾患です。本症の臨床上の問題は脊椎圧迫骨折や大腿骨頸部骨折などの骨脆弱性に起因する骨折とそれに続発する運動障害や疼痛、ＡＤＬとＱＯＬの低下です。骨粗鬆症に起因する骨折は骨密度の減少だけでなく、運動機能の低下も原因になります。骨密度の低下、運動機能の低下、運動量の減少は相互に密に関連しています。骨折を予防するには骨密度の改善とともに運動機能の改善や運動量の増加を目的とした治療が必要です。運動療法を含めた理学療法は運動量の低下による骨量減少の予防や運動機能と筋力を増強して骨折の直接原因の転倒も予防します。骨粗鬆症の基礎治療として運動療法は重要です。

《骨密度増加目的の運動療法》

（1）骨への運動負荷の影響

骨はカルシウムなどの重要なミネラルの貯蔵臓器であると同時に運動支持機構を構成する重要臓器です。骨に運動で力学的な負荷が加わると、負荷に応じて外形および内部構造が変化して力学的に適応します。1998年にフロスト（Frost, 1988）[187]はメカノスタット理論を報告しました。それによると、運動に伴う骨量の増加は骨のゆがみが一定以上に達すると骨形成が作動します。日常生活の動作程度では骨の吸収と形成はバランスをとっているので骨量は変化しません。したがって、骨は継続的な運動による負荷を受け続ける必要があり、運動の促進は骨の維持、改善に貢献します。閉経による骨密度の減少は1年間に2〜4％ですが、長期臥床患者では1週間に1％、数か月で10〜20％減少します（Krolner et al, 1983）[188]。この事実は卵胞ホルモン補充による骨密度の維持作用以上に日常生活での荷重や運動が骨量の維持に意義がある事を強く示唆しています。

（2）スポーツの効能

スポーツによる運動負荷の骨塩量に対する効能は多くの議論があって定まっていませんが、成長期やスポーツ選手は運動による力学的負荷で骨密度は増加する事が明らかになっています。グランヘッドら（Granhed et al, 1986）[189]は重量挙げ選手は同年齢の男性と比較して腰椎骨密度が36％高く、年間挙上重量と骨密度の間には正の相関があると報告しました。また、ジョーンズら（Jones et al, 1977）[190]はテニス選手の前腕の骨密度を調べましたが、利き腕は反対側より男性で34・6％、女性で28・4％高かったのです。以上の結果から最大骨量の増加にスポーツは有効で、最大骨量は骨粗鬆症の最大の予防になります。最大骨量、すなわち骨量のピークは20歳前後です。この時の貯金がその後の人生のＱＯＬとＡＤＬに影響を及ぼすのです。したがって、若年期の運動が重要です。しかし、中高年以降の運動やスポーツ活動と骨量との関係についてはプログラムを組んで規則的な運動負荷を加えると中高年でも骨密度が増加します。例えば林（1990）[191]は高齢者のゲートボール愛好者の橈骨骨密度は同年齢の人と比較して20～30％高いと報告しています。リクレーションスポーツでも定期的に行えば骨密度の減少が予防可能な事になります。しかし、骨密度を増加させるには最大酸素摂取量60～70％の強い運動強度が必要との報告（Dalsky et al, 1988）[192]やだらだら歩きのような軽度の運動負荷では閉経後の骨量低下を予防できないとの否定的報告もあります（Cavanangh et al, 1998）[193]。以上の諸事実は中高年の運動でも運動強度が骨密度の維持や増加に重要な意味がある事を示しています。

（3）　日常生活での歩行数

骨粗鬆症は運動習慣の欠如などに起因する生活習慣病です。運動習慣のあるなしで骨密度の個体差が出現します。兵庫県の高齢者運動教室参加者の１週間総歩行数と超音波で計測した骨密度との関係を検討した研究によれば歩行数が多い人ほど骨密度が高くなる有意な相関が認められました。このデータによると年齢の平均以上の骨密度の獲得には１日９０００歩以上が必要です。

《運動療法》

（１）　運動療法とは

骨粗鬆症の治療としては骨密度の増加だけでなく、脊椎変形や大腿骨頸部骨折による筋力低下などに対応する総合的な運動療法が必要です。薬物療法と運動療法を同時に行えば効果的な骨粗鬆症患者のＡＤＬとＱＯＬの改善が可能です。運動療法は理学療法に位置付けられる治療手段で、四肢の関節や脊椎を患者自身が動かしたり、理学療法士の介助で動かし、抵抗を加えることで治療効果を得ます。

（２）　運動療法の目的と内容

骨粗鬆症の運動療法の目的は骨密度の増加と運動機能の改善、脊椎運動機能障害で発現する慢性の腰背部痛の軽減にあります。このうち、骨密度の増加を実現するには一定以上の力学的負荷を脊椎や下肢に加えなければならないのでスポーツ活動や運動教室などでの計画的運動負荷が必要です。一方で脊椎や筋力を含めた運動機能障害や脊椎変形に起因する腰背部痛には体操療法、歩行訓練、筋力増強訓練、バランス訓練などの運動療法を行います。

（３）　体操療法

骨粗鬆症では背部は円背の過緊張状態となり、腹筋は弛緩します。このような脊柱支持筋のアンバランスは背筋の筋疲労を惹起し、腹筋の弛緩によって腹腔内圧が低下して脊柱に大きな負荷がかかる悪循環に陥ります。脊柱の運動性低下によって椎体骨髄腔にうっ血がおこり、脊椎圧迫骨折でうっ血は増悪します。新鮮な脊椎圧迫骨折のＭＲＩ所見では骨折部位は T_1 Low, T_2 High を呈します。

体操療法は背筋群の過緊張の改善、腹筋群の強化、脊柱の運動性の改善を果たして骨粗鬆症に起因する悪循環を断ち切ります。脊柱への運動負荷は脊椎の血液循環を改善します。

　腰痛症に対する体操療法はウイリアムス体操が有名ですが、骨粗鬆症患者には屈曲運動が重要ですから骨に過重な負荷が加わるので進展運動を中心としたプログラムを選択します(Sinaki et al, 1984)[194]。疼痛時や圧迫骨折直後は仰臥位の体操を中心としたプログラムとし、慣れてきたら腹臥位の体操をプログラムに取り入れます。症状がない時期や陳旧性圧迫骨折例では座位や立位の体操も取り入れます。各動作は緩徐に行うことに心がけ、同じ動作を10回程度繰り返します。臥位体操は朝夕2回施行します。座位体操や立位体操は1日1回とし臥位体操と同様に同じ動作を10回程度繰り返します。疼痛が著明な場合は中止し、仰臥位姿勢が可能になったら仰臥位体操を再開します。

（4）その他

　重症の骨粗鬆症では立位バランスや起立歩行能力が損なわれているので体操療法だけでなく起立訓練、歩行訓練、水中運動訓練、バランス訓練なども必要です。近年、転倒予防教室が各地で開催されて、筋力訓練やバランス訓練などが行われており、転倒の低減や骨折の予防に貢献しています。以上の訓練は個人での実施は困難で、理学療法士の介助が必要です。また、個人の運動障害に対応した運動療法を総合的に組み合わせます。運動療法に共通して重要な事は充分な運動機能や骨量を含めた体力の客観的な評価を前提にする症例毎の内容とゴールの設定です。

（5）　薬物療法との併用

骨粗鬆症に対する薬物療法と運動療法の併用は骨密度増加に相乗的な効果を果たします。ノテロヴィッツら（Notelovitz et al, 1991）[195]は人工閉経後の婦人にホルモン補充療法（HRT）単独群とウェイトトレーニング併用群の骨密度への影響を比較検討したところ、HRT単独群の骨密度の増加1.5％に対して併用群は8.3％で増加率は有意でした。以上の結果から薬物療法と運動療法の併用の相乗効果は明らかです。

3　薬物療法

（1）　活性型ビタミンD_3

《序論》

骨粗鬆症の治療目的は脆弱性骨折の予防です。骨粗鬆症の骨折防止治療には骨折リスクを適切に診断して骨折防止効果のエビデンスがある治療薬を投与します。カルシウムは骨の材料で、ビタミンDは腸でのカルシウム吸収促進薬です。このため、両者の不足は骨粗鬆症の原因になります。しかし、栄養素の両者を必要量以上に投与して治療効果を果たすかについては未だに明らかではありません。

《高齢者でのカルシウムとビタミンD補充による骨折防止効果》

疫学的研究ではカルシウム摂取量が多い地域では大腿骨頸部骨折が低率です（Matkovic et al, 1988）[196]。しかし、疫学的な成果はカルシウムとビタミンDの薬物としての臨床効果を意味しません。サプリメントとしてのカルシウムとビタミンD骨折防止を目的とした臨床研究は１９８０年代の後半から盛んに行われています。

① 脊椎骨折防止

レッカーら（Recker et al, 1996）[197]は60歳以上で平均74歳の女性を対象に日常カルシウム摂取量約４５０mgの92例の既存骨折を有する骨粗鬆症例のカルシウム１２００mgの上載せ効果を4年間検討しました。この結果、新たな椎骨骨折発症者はプラセボ群で年間12％に対してカルシウム補充群は7.3％でした。

② 非椎骨骨折

レイドら（Reido et al, 1995）[198]のランダム化比較試験によれば58・59歳の閉経夫人１３５例に4年間カルシウム１０００mgを上載せするとプラセボ群の9例の非脊椎骨折に対してカルシウム補充例では2例と有意に低率でした。チャプイら（Chapuy et al, 1993）[199]はカルシウムとビタミンDの両者の補充療法を行い、老人ホームの平均84歳の３２７０例にカルシウム１２００mg、ビタミンD８００単位を3年間上載せするとプラセボ群と比較して大腿骨頸部骨折はオッズ比で０・73、非脊椎骨折は０・72に低下したと報告しています。

③ 高齢者でのカルシウム、ビタミンDのサプリメント効果

70歳代の既存骨折がある閉経後骨粗鬆症の無治療例の脊椎骨折の発症率は年間10～12％、骨折のない症例で約5％とされています（Recker et al, 1996）[197]。以上の発症率は我

が国の同年代と比較して大差ありません（Nakamura et al, 1999）[200]。それらの症例にカルシウムを補充すると脊椎骨折の相対危険率は30～40％低下して年間の絶対危険率は7％程度になります。骨代謝調節薬のアレンドロネート、リセドロネート、ラロキシフェンなどの大規模介入試験ではコントロール例にカルシウムとビタミンDを投与していますが、それによると60歳代後半から70歳代の既存骨折がある骨粗鬆症でのカルシウム、ビタミンD補充を受けているプラセボ群の新規椎体骨折の絶対危険率は年間5％です（Balck et al, 1996）[201]。このため既存骨折がある閉経後骨粗鬆症の新規椎体骨折の絶対危険率は前述のように10％程度で、カルシウムによって7％に、ビタミンDの併用でさらに5％に低下する事になります。したがって、骨代謝調節薬はカルシウムとビタミンDの効果に加えてさらに椎体骨折の相対危険率を50％低下させます。

　非椎体骨折についてはデータが少ないので定量的な検討は難しいですが、カルシウムとビタミンDの摂取不足症例には防止効果があると推察されています（Chapuy et al, 1992）[199]。骨粗鬆症ではカルシウムとビタミンDの十分な摂取の必要性は強調されてきましたが、米国食品医薬局（ＦＤＡ）は治療薬として承認していません。骨に必要な栄養素は薬物としてではなくサプリメントとしての摂取を推奨するとの立場です。

《活性型ビタミンＤの骨折防止効果》

①　閉経後骨粗鬆症での骨折発症率

　ビタミンＤが充足している症例への活性型ビタミンＤ投与の骨折防止効果の臨床試験

結果は一致していません。最も大規模なランダム化比較試験はティルヤードら（Tilayrd et al, 1992）[202]によって行われましたが、既存骨折骨粗鬆症６２２例に対して1・25ビタミンD_3 0.5μg／日とカルシウム４００mg／日による骨折防止効果を比較しましたが、カルシウム４００mg投与群の2年間の新規椎体骨折発症率が25％だったのに対して活性型ビタミンD_3群は9.3％でした。年間に換算するとカルシウム群は12・５％、活性型ビタミンD群では５％になります。

我が国でのビタミンD_3（アルファカルシドール）の骨折防止効果研究では骨粗鬆症80例にアルファカルシドール10μg／日、カルシウム３００mg／日併用群とカルシウム３００mg／日単独群を１年間観察すると新規椎体骨折発症率は前者８％、後者27％でした（Orimo et al, 1994）[203]。

② 絶対骨折危険率から考察した活性型ビタミンD_3の効能

過去の報告をまとめると活性型ビタミンD_3の投与を受けた閉経後骨粗鬆症症例の椎体骨折の年間発症率は５％（Tilayrd et al, 1992）[202]から８％（Orimo et al, 1994）[203]です。この数値はアレンドロネード、リセドロネート、ラロキシフェンなどの大規模骨折臨床試験のプラセボ群の絶対危険率と同じです（Balck et al, 1996）[201]。したがって、閉経後骨粗鬆症での活性型ビタミンD_3の骨折予防効果はカルシウム、ビタミンDをサプリメントとして服用した場合と同じと考えられます。このため、活性型ビタミンD_3の投与は閉経後骨粗鬆症に潜在的に存在するカルシウム、ビタミンD摂取不足の治療には有用ですが、積極的な骨代謝調節によって骨折防止効果を果たすとは言えません。したがって、カルシウム、ビタミンＤを長期間服用していれば骨粗鬆症にならずに骨折しないと安心はできません。カルシウムとビタミンＤだけではだめなのです。

《骨粗鬆症でのカルシウム、ビタミンＤ摂取不足と副甲状腺機能亢進》

①　カルシウム・ビタミンＤ不足の定義

高齢者はカルシウム、ビタミンＤ不足に陥ります。摂取が極端に不足すると骨軟化症を発症します。しかし、最近、カルシウム、ビタミンＤ不足による骨代謝亢進→骨粗鬆症→ミネラリゼーションの抑制→骨軟化症の一連の病態の存在とともにカルシウムとビタミンＤの骨代謝に及ぼす効果は相補的であることが明らかになりました（Parfitt et al, 1998）[201]。その概念の中でビタミンＤ充足状態は骨のミネラリゼーション障害ではなく骨代謝亢進と考えるべきとされました。現在、ビタミンＤの充足状態は血清副甲状腺ホルモン（ＰＴＨ）が上昇していないこと、ビタミンＤ投与でＰＴＨが減少しないことで診断します（Malabanan et al, 1998）[205]。ビタミンＤ療法を行う場合は無駄な治療を行わないために以上の確認が必要です。

②　閉経後骨粗鬆症でのビタミンＤ不足

骨粗鬆症で血清2.5（ＯＨ）ビタミンＤを測定すると、不足と考えられる20 ng／ml未満の症例は30％程度です（Malabanan et al, 1998）[205]。これらの症例ではビタミンＤを補給すると骨代謝を抑制して骨折の危険は低下します。一方で閉経後骨粗鬆症の70％は20 ng

／ml以上と充足しているのでビタミンD療法は無駄です。

《製剤》

先発製剤はアルファロール™（中外）とワンアルファ™（帝人）です。

◆アルファロール散1μg、カプセル0・25、0.5、1、3μg、内用液0.5μg／ml™

◆ワンアルファ錠0・25、0.5、1.0カプセル1、3μg、内用液0.5μg／ml™

〈適応〉骨粗鬆症（3μgカプセルは除く）。次の疾患におけるビタミンD代謝異常に伴う諸症状（低カルシウム血症、テタニー、骨痛、骨病変等）の改善／慢性腎不全、副甲状腺機能低下症、未熟児（液のみ）、ビタミンD抵抗性クル病、ビタミンD抵抗性骨軟化症。[2]

〈副作用〉◇軽症：高カルシウム血症、腎結石・尿路結石、食欲不振、悪心、掻痒感、◇重症：急性腎不全、重症肝機能障害

〈禁忌〉なし[2]

〈後発製剤〉●カルフィーナ™（共和）、●ディーアルファカプセル™（沢井）、●トヨファロールカプセル™（旭化成）、●ワークミンカプセル™（あすか）、●プラチビットカプセル™（東和）、●ポロセーブカプセル™（サンノーバ）、●エルシボンカプセル™（扶桑）、●カルシタミンカプセル™（ビオメディクス）、●ビタミロアルファカプセル™（日医工）、●アロートールカプセル™（ナガセ）、●アルファカルシドールカプセル™（テバ）

（2）　ビスホスフォネート

《序論》

生体内の石灰化抑制作用物質のピロリン酸のアナログとして開発されたビスホスフォネートは骨石灰化面に取り込まれれて骨量減少作用としての石灰化抑制作用と骨量増加作用としての骨吸収抑制作用というプラス・マイナス両作用を有する化合物です。ピロリン酸はP－O－Pを基本骨格にしていますが、ビスホスフォネートはそれに似たP－O－P骨格を有しており、P－O－P骨格の炭素原子に付加する側鎖を変更して骨吸収抑制作用を増強した複数のビスホスフォネート製剤が開発されました。ビスホスフォネート1分子あたりの石灰化抑制作用は同じですが、骨吸収抑制作用は側鎖の置換で変化してN含有側鎖では骨吸収抑制作用が強化されて相対的に骨量増量作用が増強します。

　現在、我が国で骨粗鬆症を適応に薬価収載されているのはエチドロネート（ダイドネル™：大日本住友）、アレンドロネート（フォサマック™：MSD、ボナロン™：帝人）、リセドロネート（ベネット™：武田、アクトネル™：味の素）の三製剤です。アンドロネートとリセドロネートの骨吸収抑制作用はエチドロネートの1000倍近く、低用量の投与で効能を果たして安全域が広く、マイナス作用の石灰化抑制作用はほとんどありません。ビスホスフォネートは強力な骨吸収抑制作用によって骨代謝回転を低下させて骨量増加と骨折抑制を果たします。

《薬物動態》

経口投与されたビスホスフォネートは小腸で吸収されますが吸収効率が極めて悪い製剤で

す。アレンドロネートの場合は女性患者が朝食2時間前に水で服用した場合の吸収率は平均0・76％で、成人男性では0・59％と更に低率です。そのうえ内服1時間以内に食事を摂取すると吸収率はさらに40％低下します（Gertz et al, 1995）[206]。そのうえ食事中にカルシウム、アルミニウム、鉄が存在するとビスホスフォネートはそれらの陽イオンと結合して不溶化するので腸の吸収率はさらに低下して限りなく0％になります。それでもなんとか吸収されたビスホスフォネートの約40％は骨組織に取り込まれ残りは速やかに尿中に排泄されるので半減期が短い製剤です。^{14}C－アレンドロネートを用いた研究によれば吸収されたビスホスフォネートは破骨細胞下の骨表面に選択的に分布します（Azuma et al, 1995）[207]。

《作用機序》

ビスホスフォネートは骨の基本物質の水酸化燐灰石（ハイドロキシアパタイト：水酸化リン酸カルシウム）に強い親和性があるので、破骨細胞による骨吸収に際して骨から遊離して破骨細胞内に取り込まれてその機能を阻害します。破骨細胞内に取り込まれたビスホスフォネートの破骨細胞機能抑制機序はアミノ基含有ビスホスフォネートで検討が進んでいます。それによれば、メバロン酸代謝経路のファルネシルピロリン酸合成酵素を競合的に阻害する事でゲラニルゲラニルピロリン酸やファルネシルピロリン酸の産生を阻害してRasやRhoファミリーのsmall Gタンパク質の機能を抑制する可能性が高い（Fisher et al, 1999）[208]と考えられています。その結果として、とりわけゲラニルゲラニル化の阻害によるRabの不活性化による破骨細胞内の小胞輸送の阻害、Racの不活性化による波状縁の形成阻害などを介した破骨細胞機能の抑制や Rho の不活性化によるアポトーシス誘導作用などが考えられています。

《用法・用量》

エチドロネートは石灰化抑制作用に配慮して1日1回２００〜４００ mgを朝食2時間前に水で2週間服用した後、10〜12週間休薬する間欠的投与を行います。これに対してアレンドロネート、リセドロネートは石灰化抑制作用を無視できる低用量で強力な骨吸収抑制作用を示すので連日投与が可能です。朝食30分以上前に1日1回アレンドロネートは5 mg、リセドロネートは2.5 mgを服用します。

《副作用》

悪心・嘔吐、心窩部痛、下痢、便秘などの消化器症状が主ですが、食道に薬剤が停留すると食道潰瘍、食道炎を発症します。この副作用に配慮して、コップ1杯の水で服用した後は30分は臥床してはいけません。したがって、食道狭窄、アカラジア症例は禁忌です。このため、嚥下力が低下した高齢者や寝たきり症例には充分な注意が必要です。上部消化管障害はアレドロネートよりリセドロネートの方が低率です。稀に肝・腎機能障害を発症しますが、概して安全性が高い薬剤です。吸収が悪く服用法が大変なので最近コンプライアンス向上を目的に週1回投与やさらに3か月から1年に1回投与の注射製剤が開発中で期待されています。

《製剤別効能》

① エチドロネート

海外の臨床試験によると2年間のエチドロネート投与で5～7％の骨塩量増加と脊椎椎体圧迫骨折抑制効果が明らかになっています（Miller et al, 1997）[209]。しかし、より長期の投与で骨折予防効果が認められなかったので米国では骨粗鬆症治療薬として認可されていません。我が国の薬価収載先発製剤はダイドロネル™（大日本住友）です。

◆ダイドロネル錠200™

〈適応〉骨粗鬆症、次の状態における初期および進行期の異所性骨化の抑制／脊髄損傷後、過関節形成術後。骨ページェット病[2]。

〈副作用〉◇軽症：腹部不快感、胃痛、悪心・嘔吐、食欲不振、下痢、◇重症：消化性潰瘍、重症肝機能障害、重症血液障害、顎骨壊死・顎骨骨髄炎、大腿骨の非定型骨折。

〈禁忌〉①重篤な腎障害、②骨軟化症、③妊婦・妊娠している可能性の婦人、④小児、⑤本剤に過敏症の既往歴[2]

〈後発製剤〉なし

② アレンドロネート

リーバーマンら（Lieberman et al, 1995）[210]による第Ⅲ相試験によると45～80歳994人の女性骨粗鬆症（腰椎骨密度2.5ＳＤ以上低下）に1日10㎎のアレンドロネートを3年間投与すると、腰椎8.8％、大腿骨頸部5.9％、転子部7.8％骨密度が上昇し、脊椎骨折は非投与群の48％でした。椎体骨折防止効果を主要評価項目としたFracture

Intervention trial（FIT）では既存椎体骨折症例での症状を伴う椎体の臨床的骨折を51％抑制し、副次的評価項目の大腿骨頸部骨折を51％、橈骨遠位端骨折を48％抑止しました（Black et al, 1996）[211]。既存椎体骨折がない軽症骨粗鬆症を対象にした臨床研究でも椎体骨折発症が3年間で44％低減しました（MecClung et al, 2001）[212]。ステロイド療法中の症例でも腰椎、大腿骨頸部、大腿骨転子部の骨密度が上昇しました（Saag et al, 1998）[213]。また、男性骨粗鬆症でも椎体骨折と身長低下の予防に有効でした（Orwoll et al, 2000）[214]。

先発製剤にはフォサマック™（MSD）、ボナロン™（帝人）があります。

◆フォサマック錠5、35 mg™

◆ボナロン錠5、35 mg、経口ゼリー35 mg™

〈適応〉骨粗鬆症[2]

〈副作用〉◇軽症：食道炎、食道潰瘍、胃炎、胃潰瘍、◇重症：重症肝機能障害、低カルシウム血症、重症皮膚障害、顎骨壊死・顎骨骨髄炎、大腿骨非定型骨折

〈禁忌〉①食道狭窄またはアカラシア（食道弛緩不能症）などの食道通過を遅延させる障害、②30分以上上体を起こしていることや立っていることができないもの、③本剤・他のビスホスホネート系薬物に過敏症の既往歴、④低カルシウム血症[2]

〈後発製剤〉●アレンドロン酸（ケミファ、シオノ、テバ、マイラン、富士、東和、日医工、共和、辰巳、陽進堂、沢井、MSD、ケミファ）

③　リセドロネート

既存椎体骨折閉経骨粗鬆症にリセドロネート５ mgを３年間投与して椎体骨折の発症率を検討した研究では米国で41%、欧州で49%低下し、副次的評価項目の椎体骨以外の骨折もそれぞれ39%、33%低下しました。また、脊椎、大腿骨頸部骨密度も有意に増加しました（Harris et al, 1999）[215]。さらに、大腿骨頸部骨折を主要項目に９０００例以上を対象にしたリセドロネート５ mgまたは2.5 mgを投与した研究では、70～79歳の骨粗鬆症で大腿骨頸部骨折は40%と有意に低減しました。一方で80歳以上の骨粗鬆症ではない非骨関連骨折リスク症例では有意な減少は認められませんでした（McClung et al, 2001）[212]。また、リセドロネートはステロイドによる骨密度減少を予防して脊椎骨折発症を60～70%抑制します（Wallach et al, 2000）[216]。

先発製剤にはベネット™（武田）とアクトネル™（味の素）があります。

◆ベネット錠2.5、17・5、75 mg™

◆アクトネル錠2.5、17・5、75 mg™

〈適応〉骨粗鬆症[2]

〈副作用〉◇軽症：食道炎、食道潰瘍、胃炎、胃潰瘍、◇重症：重症肝機能障害、顎骨壊死・顎骨骨髄炎、大腿骨非定型骨折

〈禁忌〉①食道狭窄またはアカラシア（食道弛緩不能症）などの食道通過を遅延させる障害のあるもの、②本剤・ビスホスフォネート系薬剤に過敏症の既往歴、③低カルシ

ウム血症、④服用時に立位あるいは座位を30分以上保てないもの、⑤妊婦・または妊娠している可能性がある婦人、⑥高度な腎障害[2]

〈後発製剤〉●リセドロン酸ナトリウム（マイラン、富士フィルム、ニプロ、全星、高田、東和、日医工、日新、明治、対抗、ケミファ、富士、沢井、ファイザー、日本ジェネリック、陽進堂、テバ、杏林、サンド）

《長期投与問題》

長期的な骨折防止効果と副作用が主要な問題になっています。アンドロネートの長期投与の臨床研究によれば、7年間の治療は持続的に有効で、治療を中止しても急速な骨量の減少は起こらず、少なくても2年後まで有効性は維持されました（Tonino et al, 2000）[217]。さらに長期の骨折防止効果が維持されるかが今後の重要な研究課題です。骨生検の組織的な検討によれば治療量のアレンドロネートは骨吸収は抑制するが正常な骨再構築のリモデリング過程は損なわず骨形成や石灰化の障害も明らかではありません（Chavassieux et al, 1997）[218]。したがって、現状では長期的な安全性は確保されています。

《併用療法》

ビスホスフォネートは単剤としては完成度が高い骨粗鬆症治療薬です。今後、他剤との併用による効能の向上が期待されていますが、現状ではその具体的な治療法は定まっていません。ボーンら（Bone et al, 2000）[219]は卵胞ホルモンとアレンドロネートの併用療法がそれぞれの単独療法より治療効果が高くなると報告しています。しかし、薬理学的に骨吸収抑制剤のビスホスフォネートにはエストロゲンのように同じ骨吸収抑制剤ではなく骨形成促進薬の併用療法が合理的です。この観点から期待されているのが副甲状腺ホルモン（ＰＴＨ）の間欠投与療法です。既に1年間のＰＴＨ療法後にアレンドロネートを1年間投与する逐次療法の高い有効性が報告されています（Rittmaster et al, 2000）[220]。

（3） カルシトニン

《序論》

カルシトニンは強力な骨吸収抑制作用と尿中へのカルシウム排泄促進作用のために高カルシウム血症、骨ページェット病、骨粗鬆症に臨床応用されています（和田、１９９８）[221]。現在、使用されているカルシトニン製剤はサケ、ブタ、半合成ウナギカルシトニンと合成カルシトニンで、我が国ではサケカルシトニン10〜20単位の週1ないし2回の筋肉注射が一般的でしたが、近年は合成カルシトニン20単位週1回が多くなりました。

高回転型の骨粗鬆症ではカルシトニンで腰椎骨塩量は維持されますが、in vitro では破骨細胞機能抑制作用に対応する骨量増加作用が認められません。無作為割付二重盲検試験では経鼻カルシトニンは閉経女性の骨折危険率を低減させます（Chesnut et al, 2000）[222]。

《作用機序》

カルシトニンは破骨細胞表面に1細胞に約10^6個発現しているカルシトニン受容体に作用して破骨細胞が骨表面で形成するポドゾームを速やかに破壊して骨吸収活性を抑制します。カルシトニンの骨吸収抑制作用は即効的で強力です。しかし、連続的に作用すると不応性（エスケープ現象）が発生します（Tashijan et al, 1978）[23]。エスケープ現象はカルシトニン投与後48〜72時間で発現します。細胞機能面の検討ではカルシトニンで一次的に処理した破骨細胞はカルシトニン再刺激に対する応答性が減弱します。このカルシトニンに対するin vitroでのエスケープ現象は破骨細胞の特性に由来します（Wada et al, 1996）[24]。我が国で行われているカルシトニンの間欠的投与療法は以上のエスケープ現象に配慮しています。連続的投与では効能が減弱するのです。

《治療効果》

チェスナットら（Chesnut et al, 2000）[22]は既存椎体骨折閉経骨粗鬆症女性１２５５人を対象にした無作為割付二重盲検法試験によって経鼻サケカルシトニンの有効性を検討しました。全例にビタミンD４００単位とカルシウム１０００mgを補充しながらカルシトニン１００、２００、４００単位を経鼻投与してプラセボ群と比較しました。２００単位群で新規椎体骨折危険率が33％減少しました。しかし、１００単位群と４００単位群で有意な骨折危険率の低下が認められなかったので用量依存性を確認できませんでした。同研究では椎体以外の大腿骨頸部、上腕・前腕の骨折危険率が低下しています。骨密度は投与開始1年後のプラセボ群の腰椎骨密度0.5％増加に対してカルシトニン群は1.0〜1.5％増加しましたが、それ以後の変化は認められませんでした。レジンスターら（Reginster et al, 1995）[25]が閉経6か月から6年以内の２５１人を対象に経鼻カルシトニン療法を行ったところ、プラセボ群の腰椎骨密度

7.5%減少に対してカルシトニン群は2%増加したので、閉経早期の骨密度減少にカルシトニン療法は有効と判定しています。

破骨細胞をグルココルチコイドに作用させるとカルシトニン受容体遺伝子の転写促進によってアップレギュレーションされます（Wada et al, 1996）[226]。以上の事実はステロイド骨粗鬆症でのカルシトニンの有効性を示唆します。しかし、臨床上はカルシトニンのステロイド骨粗鬆症に対する有効性は証明されていません（Healey et al, 1996）[227]。最近の大規模臨床試験によれば、ステロイド骨粗鬆症には新世代のビスホスフォネートにエビデンスが確立しています。

《製剤》

我が国で薬価収載されているカルシトニン製剤はサケカルシトニンのカルシトラン™（あすか）で、合成カルシトニン製剤はエルシトニン™（旭化成）です。

◆カルシトラン注10™

〈適応〉骨粗鬆症における疼痛[2]

〈副作用〉◇軽症：頭痛、発疹、顔面紅潮、悪心、◇重症：テタニー、喘息発作、重症肝機能障害

〈禁忌〉本剤に過敏症の既往歴[2]

〈後発製剤〉なし

◆エルシトニン注20S、20Sディスポ™

〈適応〉骨粗鬆症における疼痛[2]

〈副作用〉◇軽症：頭痛、発疹、顔面紅潮、悪心、◇重症：テタニー、喘息発作、重症肝機能障害

〈禁忌〉本剤に過敏症の既往歴[2]

〈後発製剤〉●エルカトニン（日医工、ニプロ）、●オステトニン（富士）、●エルベスタール（マイラン）、●ラスカルトン（ホスピーラジャパン、日本ケミファ）、●エリンダシン（アイロム、扶桑）、●エカテニン（共立ポールファーマ）

（4）　ビタミン$Ｋ_2$

《序論》

ビタミンＫは１９３０年ころ、脂質を含まない食餌で飼育されたヒヨコが出血性素因を有する事から発見され、ダム（Dam, 1934）[228] によってビタミンＫと命名されました。Ｋはドイツ語のKoagulation（凝固）に由来しています。その後、ウサギの骨折をビタミンＫが治癒促進することが明らかになった（Bouckaert et al, 1960）[229] 事で骨との関係が注目されるようになりました。ビタミンＫは世界に先駆けて我が国で骨粗鬆症を適応に薬価収載されています。

《ビタミンＫとGlaタンパク》

①　ビタミンＫ

ビタミンＫはビタミンK_1（フィロキノン）とK_2（メナキノン）が自然界に存在し、K_2は側鎖の繰り返し構造の長さでＭＫ１～14に分類されます。そのなかで我が国で骨粗鬆症治療薬として薬価収載されているのはＭＫ－４で、生物活性が高く、納豆や乳製品に多く含有され、腸内細菌も産生します。自然条件下で人体に最も多く検出されるのはＭＫ－７です。ビタミンK_1はレタスのなどの黄緑野菜に多く含有されています。

② Glaタンパク質

ビタミンK_1とK_2はγ－カルボキシラーゼを活性化してタンパク質のグルタミン酸（Glu）残基をγ－カルボキシルグルタミン酸（Gla）残基に変換します。このためにビタミンＫが欠乏するとγ－カルボキシラーゼ活性が低下してGlu残基がGla残基に変化できないためにタンパク質活性が低減して種々の障害が発生します。代表的な病態が出血傾向と骨粗鬆症です。ビタミンＫ拮抗物質のワルファリンはGla残基の生成抑制作用によって血液凝固因子活性を抑制して血栓予防や凝固亢進の効能を果たします。以上のようにビタミンＫで活性化されるγ－カルボキシラーゼによってGlu化されて生物活性を増強したタンパク質をGlaタンパク質と総称します。その代表が血液凝固因子と骨の非コラーゲンタンパク質です。

③ 骨組織とGlaタンパク質

骨基質中にGla残基を含む非コラーゲンタンパク質として骨Glaタンパク質（ＢＧＰ：オステオカルシン）とマトリックスGlaタンパク質（ＭＧＰ）の両タンパク質があります。

両タンパク質は骨の非コラーゲンタンパク質の主要部分を占めます。このうち、オステオカルシンは骨基質に特異的で3個のGla残基を保持します。このGla化されたオステオカルシンは格子状の水酸化燐灰石中のカルシウムイオンと同間隔に位置するので水酸化燐灰石と強く結合します。結合能はカルボキシル化依存性です（Hauschka et al, 1982）[230]。ビタミンKの作用が低下すると、骨基質中に蓄積するGlaオステオカルシンの構成率が低下してカルボキシル化の修飾を受けていないGluオステオカルシンがカルシウムとの結合能力が欠如して血中に流出します（中塚ほか、1999）[231]。ビタミンKはオステオカルシン自体の産生促進効果とオステオカルシンのカルボキシル化を介して骨の石灰化を促進して骨形成促進効果を果たします（星ほか、1993）[231]。以上の生理機序から考えると血中Gla／Glu比は骨折の予知因子になります（水島、2002）[233]。さらに、ビタミンKには骨細胞形成と骨吸収抑制効果（Hara et al, 1995）[234]がin vitroの研究で確認されているので、骨形成促進、骨石灰化促進作用に加えて骨吸収抑制作用も併有します。

《摂取量と骨》

ビタミンKは納豆（MK－7）などの食物に多く含有されますが、1日の経口摂取量が東・北日本で多く、西日本で少ない地域差が問題です。大腿骨頸部骨折や脊椎圧迫骨折既往骨粗鬆症患者は血中のビタミンK濃度が有意に低い（金木ほか、1995）[235]事が分かっています。骨折のリスク因子として血中ビタミンK濃度の低下とオステオカルシンのγ－カルボキシル化の障害が明らかになっています（Vergnaud et al, 1997）[236]。以上の事実を踏まえて食品摂取頻度アンケートでビタミンK_1摂取量が評価可能だった38～63歳の約7万人の女性を10年間追跡調査してビタミンK摂取量と大腿骨頸部骨折の関係を検討すると、ビタミンK摂取量が低下すると大腿骨頸部骨折のリスクが増大する事が明らかになりました（Feskanich et al, 1999）[237]。しかし、食事制限でビタミンK濃度が低下しても肝臓で合成される凝固因子活性は低下しないので出血傾向は発現しません。以上の事実から低下したGlaタンパク質は肝臓以外の組織で合成されたGlaタンパク質が低下したと考えられ、ビタミンK不足は肝臓以外の臓器、すなわち骨で表出しやすいと考えられます（白木、2002）[238]。

《ビタミンK療法》

①　ビタミンK製剤の臨床効果

ビタミンKは活性型ビタミンD、ビスホスフォネートとともに骨粗鬆症患者の骨密度の変化や骨折予防の多くの研究が報告されています。それらによればビタミンKは骨塩量の増加に関しては他の2剤と比較して優れているとはいえず、ビスホスフォネートには明らかに劣ります。さらに骨密度の維持効果は認められますが有意な増加報告はありません。しかし、骨折予防に対しては骨密度の変化に依存しない他の2剤と変わらない予防効果が認められています。骨密度に依存しない骨折予防効果の作用機序は明らかになっていません。このため、ビタミンKの骨折予防効果から骨の強度は骨量だけに依存するのではなく骨量・骨質・骨構造の3要素で決まると考えられています。以上の考えに従えばビタミンKは独自の骨折予防効能がありますが、ＭＫ－４製剤に世界的なＥＢ

Mは「前向きの無作為研究であるが背景因子が無作為化されておらず、観察期間の病勢の変化についての仮説がないものはその再現性、2回行った場合の一致が保証されていない試験」と見做されてランクBに扱われています（中村、2002）[239]。

② 治療の実際

骨粗鬆症の骨量・疼痛の改善を目的としたビタミンK療法はメナテトレノン（MK－4）として45㎎／日の食後分三経口投与が標準的用法・用量で、1年以上の投与が必要です。ビタミンKは脂溶性ビタミンですから空腹時の服用では吸収率が低く、食後に吸収率が上がるので食後服用が原則です。この用法・用量は食事摂取の数10～１００倍と生理量をはるかに超える大量ですが、ビタミンKの副作用の腹部不快感などの消化器症状の発現は軽微です。また、血液凝固系に対する凝固能亢進が危惧されましたが、現在まで重篤な副作用は報告されていません。しかし、虚血性心疾患や心弁膜症術後患者のようにビタミンK拮抗薬のワルファリンで血液凝固コントロールしている患者には禁忌です。

他の薬剤との併用療法はカルシウム製剤や活性型ビタミンD製剤との併用はカルシウムバランス改善の観点からは望ましい組み合わせと考えられますが、活性型ビタミンD併用療法は有効性を否定する意見が多数を占めています。活性型ビタミンDとビタミンKはともに骨塩量の増加を伴わずに骨折予防効果を果たすので作用機序が共通しているために併用しても有効性が増強しないのかもしれません。骨形成促進薬、石灰化促進薬に分類されるビタミンＫは骨吸収抑制薬のビスホスフォネートや卵胞ホルモン関連製剤との併用が期待されていますが、いまだに大規模臨床研究は行われていません。一方で骨吸収抑制薬のカルシトニンとの併用療法は効果発現時間のためか相性が良くありません。

③　適応

近年、数多の骨粗鬆症治療薬が開発されましたが、その中でビスホスフォネート、副甲状腺ホルモン（ＰＴＨ）、卵胞ホルモン関連製剤に期待が集まっています。このような状況の中でビタミンK_2製剤はいかなる症例を適応とすべきでしょうか。骨粗鬆症を高代謝回転型と低代謝回転型に分けると、低回転型には骨形成促進薬、高回転型には骨吸収抑制薬が第一選択薬です。その観点からはビタミンＫの適応は低回転型の骨粗鬆症です。具体的には老人性骨粗鬆症、骨粗鬆症Ⅱ型、ステロイド骨粗鬆症、アルコール多飲性栄養障害性骨粗鬆症、ビタミンＫ欠乏性肝胆道疾患合併骨粗鬆症、広範囲抗生物質長期投与者です。オステオカルシン以外の骨のビタミンＫ依存性非コラーゲンタンパク質のマトリックスGlaタンパク質（ＭＰＧ）を欠失させたマウスは著しい骨量の減少とともに全身の血管の石灰化が発現するので、骨とともに血管病変にもビタミンＫの関与が考えられています。さらに当初、骨で発見された各種因子が血管にも出現するので骨粗鬆症と血管石灰化を併発する動脈硬化症の共通項の接点としてビタミンＫが注目されています。となると、血管石灰化を併発する低回転型の骨粗鬆症もビタミンＫ療法の適応と考えるべきです。

（5）　卵胞ホルモン関連製剤

《序論》

ホルモン補充療法（ＨＲＴ、ＥＲＴ）に使用される卵胞ホルモン製剤は骨粗鬆症の治療薬として最も効能がある薬剤の一つです。欧米の卵胞ホルモン療法の歴史は40年以上にも及び、中高年女性の30％が施療されています（太田、2000）[18]。しかし、我が国では10％程度の施療率にとどまっています。女性は閉経によって卵胞ホルモンの分泌量が激減するので更年期障害、著しい骨量低下、脂質異常（ＬＤＬ高値）などを発症しますが、卵胞ホルモン製剤はいずれの病態も改善します。したがって、ＨＲＴは女性の退行性疾患の予防と治療に不可欠で、骨粗鬆症のゴールデンスタンダードです。

《エストロゲン製剤》

「更年期自律神経失調症」で詳述しました。

《黄体ホルモン製剤》

「更年期自律神経失調症」で詳述しました。

《投与法と用法・用量》

閉経に関連する骨量減少は卵胞ホルモン分泌が減少する閉経前から始まり、閉経前後数年間の減少率が最も高くなります。また、卵巣摘出後のＨＲＴによる骨量回復の推移を検討するとＨＲＴ開始が早ければ早いほど骨量を維持できるので骨量減少前からＨＲＴを行うことが理想的です。ＨＲＴ期間も長ければ長いほど効果的と考えられてきましたが2〜3年でプラトーに達する事が明らかになりました。ＨＲＴが施行されるようになった初期にはエストロゲン単独療法（ＥＲＴ）が行われましたが、最近では子宮内膜癌、乳癌リスクの低減に配慮して黄体ホルモン製剤との併用療法が一般的になりました。エストロゲン単独療法と黄体ホルモン併用療法との間には骨量への影響に有意な差は認められていません[240]。

《卵胞ホルモン・黄体ホルモン併用療法》

「更年期自律神経失調症」に記述しました。

《卵胞ホルモンの骨折予防効果》

骨粗鬆症の治療目的は骨折の防止です。欧米での骨折防止効果研究によれば、ＨＲＴによる骨折率低下の相対危険率は0・35〜0・79で、寝たきりの原因になる大腿骨頸部骨折は0・66でした（Lindsay, 1992）[241]。

《ＨＲＴ施行中の管理》

エストロゲン療法の長所は骨量低下を抑制して骨折を予防する事や女性特有な各種退行性疾患の予防作用があり、さらには、ほてり・発汗・手足のしびれ・不眠などのエストロゲン依存性更年期不定愁訴（假野、2011）[6]や老人性膣炎などを改善します。短所は腹部膨満感・悪心などの消化器症状、不正性器出血、帯下の増加、乳房緊満感、経皮製剤では貼付部位の発赤・掻痒感などの皮膚炎症状が問題になっています。治療に先立って、効能の確認と副作用の検証のために治療開始前にあらかじめ各種骨代謝マーカー、FSH、E_2、血清脂質、尿中ピリジノリン、肝機能検査、凝固線溶系検査のチェックを忘れてはなりません。

HRTの最大の問題点はエストロゲン依存性の子宮内膜癌です。エストロゲン療法で子宮体癌発症率は3〜8倍に高まります（Grady, 1992）[242]。しかし、プロゲスチン製剤によって発症率が低減するので、子宮を有する症例には併用療法を原則とします。しかしリスクがゼロになるわけではないので治療中も定期的な子宮内膜細胞診・組織診が必要です。一方で乳癌発症リスクはエストロゲン単独療法とプロゲスチン併用療法間に有意な差はありません（Colditz, 1995）[229]。5年以下の短期投与では乳癌リスクは増加しませんが、10〜20年の長期投与では25％増加します。高齢者ではさらに高率になります。したがって、治療中は乳癌検診を定期的に実施します。

《アンドロゲン補充療法》

男性ホルモンのアンドロゲンは骨局所を含む生体内でエストロゲンに変換されるのでアンドロゲン独自作用とエストロゲン作用を併有しています。骨代謝でも破骨細胞と骨芽細胞の両細胞にアンドロゲン受容体が発現しているのでアンドロゲンの骨代謝直接作用は否定できません。健常男性では女性の閉経期に相当する急激なアンドロゲン分泌の低下時期はありませんが、前立腺癌などに対する外科的、薬物的去勢で骨吸収が亢進すると骨量は低下します。このような症例にアンドロゲンを補充すると骨量は維持・増加します（Leifke, 1998）[240]。しかし、アンドロゲン依存性の悪性腫瘍の術後にアンドロゲン補充療法は禁忌です。いずれにしても、アンドロゲンは海綿骨、皮質骨双方に作用するのでエストロゲンでは説明できない独自作用が推測されています。閉経女性は血中のE_2以下、ゴナドトロピン上昇に伴ってアンドロゲンが低下します。女性に対するアンドロゲンの生理的作用は未だ明らかではありませんが、閉経女性に対するアンドロゲン補充療法は現実に行われており、デヒドロエピアンドロステロン（DHEA）クリームの長期期間塗布で骨量が回復したとの報告があります(Labrie, 1997)[245]。しかし、私は女性に対する男性ホルモン療法には賛成できません。

（６）　副甲状腺ホルモン（ＰＴＨ）

骨粗鬆症の治療目的は骨折の予防ですが、一旦、骨折閾値まで低下した骨量を増加させる骨形成促進薬は存在しません。ＰＴＨは骨異化作用と同化作用の相反作用を併有します。近年この同化作用に注目して骨形成促進薬として臨床研究が進み、著明な骨量増加作用と骨折防止効果が認められたので、我が国で２０１０年にテリパラチド（テリボン™：旭化成、フォルテ™：リリー）が薬価収載されました。藤田ら（Fujita et al, 1999）[246]は骨粗鬆症女性２２０例にｈＰＴＨ（1－34）（５０、１００、２００単位）週1回1年間の二重盲検試験を行って腰椎骨密度が用量依存性に増加し、２００単位の8.1％増加を報告しました。この際、第２中手骨の皮質の骨量は減少しませんでした。血清カルシウム値と尿中デオキシピリジノリン値は有意に低下しました。

以上の結果からＰＴＨは骨吸収を抑制するとともに骨形成を促進して単独投与で皮質骨量

を低下させる事無く海綿骨量を増加させることが明らかになりました。ＰＴＨ療法後にアンドロネート療法を1年間行うと骨量はさらに増加します。したがってＰＴＨとビスホスフォネートは骨量を相加的に増加します。男性の低回転型骨粗鬆症に対するＰＴＨ療法でも18か月で13・5％の腰椎椎骨密度の上昇が認められました。したがって、ＰＴＨは男女を問わずビスホスフォネート製剤に勝る強力な骨量増加作用を有しています。

　骨折予防効果は既存脊椎圧迫骨折閉経女性１６３７例にプラセボ、20、40μg（1－34）を平均21か月連月皮下投与して骨密度と新規骨折発症を比較すると骨密度が40μg投与群で腰椎13・7％、大腿骨頸部5.1％増加して新規骨折発症率は61％減少し、非椎体骨折発症率も有意に抑制しました（Neer et al, 2001）[247]。以上の骨折防止効果はビスホスフォネートやラロキシフェンの大規模試験の報告より高率です。しかし、ＰＴＨ群では軽度の血中カルシウムと尿酸の増加、尿中カルシウムの排泄の増加、そしてＰＴＨ抗体の産生が認められた症例が存在したことは問題です。ＨＲＴとの関連ではリンドセイら（Lindsay et al, 1997）[248]は1年以上のＨＲＴ施療を受け骨量が安定した閉経女性60例にｈＰＴＨ（1－34）４００単位の連日併用療法を行いました。この結果、ＨＲＴ単独群では骨量の変化は認められませんでしたが併用群では腰椎13％、全身骨8.5％、大腿骨頸部2.7％の増加を認めました。さらには脊椎圧迫骨折の発症率は単独群に比較して有意に低下しました。

　骨代謝マーカーは骨形成マーカーのオステオカルシンがＰＴＨ投与1か月後に55％上昇したのに対して、骨吸収マーカーのＮ－テロペプチドの上昇は20％にとどまり、その上昇形態はオステオカルシンに比較して遅延しています（Lindsay et al, 1997）[248]。この上昇パターンはHRT施療のステロイド性骨粗鬆症や男性骨粗鬆症に対するPTH間欠療法後の骨代謝マーカーの推移と同じで骨形成マーカーが骨吸収マーカーに先行して上昇します。さらにアレンドロネートの存在下でもPTH投与後の骨形成マーカーの上昇で明らかなように骨形成を刺激し得ること、さらにはアレンドロネートの存在下でPTHの骨形成刺激は骨吸収の促進に先行します。以上の事実から、PTHの間欠投与で骨表面で休止期の状態からいきなり骨形成が起こるPTHが de novo（新生経路）の骨形成を示す査証と考えられます。

　薬事法で定められた治療法はテリボン™は1回56・5μg1週間に1回皮下注で投与は72週間まで、フォルテ™は 1日1回20μg皮下注投与は24か月までです。テリボン56・5μgは12971円で1週間1回投与で72週間以内に制限されています[2]。

◆テリボン皮下注用56・5μg™

◆フォルテ皮下注キット600μg™

〈適応〉骨折の危険性が高い骨粗鬆症[2]

〈副作用〉◇軽症：悪心・嘔吐、頭痛、倦怠感、腹部不快感、めまい、◇重症：アナフィラキシー症状、心室性期外収縮、重症腎機能障害

〈禁忌〉①次に掲げる骨肉腫発生にリスクが高いと考えられているもの：(1)骨ページェット病(2)原因不明のアルカリフォスファターゼ高値を示すもの(3)小児等及び骨端線が閉じていないもの(4)過去に骨への影響が考えられる放射線治療を受けたもの、②高カルシウム血症、

③原発性の骨悪性腫瘍、転移性骨腫瘍のあるもの、④骨粗鬆症以外の代謝性骨疾患（副甲状腺機能亢進症等）[2]、⑤本剤・他のテリパラチド製剤に過敏症の既往歴、⑥妊婦・妊娠している可能性の婦人

〈後発製剤〉なし（２０１３年11月現在）

（7） 選択的エストロゲン受容体モジュレーター（ＳＥＲＭ）

閉経女性の骨量減少予防と骨粗鬆症治療でのＨＲＴの有用性は既に確立しています。しかし、乳房緊満感や性器出血などの副作用と乳癌、子宮体癌の発症リスクなどが問題になって我が国での施行率は欧米と比較して低率です。近年、組織特異的にエストロゲン作用または抗エストロゲン作用を果たす選択制エストロゲン受容体調節因子（Selective Estrogen Receptor Modulater；SERM）の開発が進んでラロキシフェン（エビスタTM：リリー）が薬価収載されました。ラロキシフェンは骨や脂質系にはエストロゲン作用を果たし、子宮内膜や乳腺には抗エストロゲン作用を示します。閉経骨粗鬆症を対象にした3年間のランダム化比較試験によれば骨代謝回転の抑制とともに椎体骨折発症率を半減します（Ettinger et al, 1999）[249]。この結果を骨吸収抑制薬のエストロゲンやビスホスフォネートと比較すると骨代謝回転抑制作用や骨量増加作用は劣りますが、椎体骨折防止効果は同等です。このためにラロキシフェンは骨量増加作用以外の骨折防止作用があると推測されています。椎体以外の骨折には、足関節骨折リスク以外は有意ではありませんでした。

一方でラロキシフェンはＬＤＬコレステロール低下作用などの他の製剤にはない脂質代謝改善作用があります（Walsh et al, 1998）[250]。また子宮内膜や乳腺に対する抗エストロゲン作用によって性器出血や乳房緊満感が発現しないだけでなく乳癌の発症率を低下させるので乳癌の既往歴や家族歴を有する症例にも処方可能です（Cumming et al, 1999）[251]。しかし、静脈血栓症の発症リスクはエストロゲンと差はありません。

◆エビスタ錠60mg TM

〈適応〉閉経後骨粗鬆症[2]

〈副作用〉◇軽症：乳房緊満感、ほてり、悪心、◇重症：血栓性栓塞症

〈禁忌〉①深部静脈血栓症、肺塞栓症、網膜静脈血栓栓塞症等の静脈血栓栓塞症・その既往歴、②長期不動状態（術後回復期、長期安静期等）にある者、③抗リン脂質抗体症候群、④妊婦・妊娠している可能性の婦人、授乳婦、⑤本剤に過敏症の既往歴２）

〈後発製剤〉なし（２０１３年11月現在）

（８） ビタミンＤ誘導体（エルデカルシトール）

アルファカルシトールやカルシトリオールなどの活性ビタミンＤは我が国で骨粗鬆症に最も頻用される製剤です。それらの椎体骨折防止効果は実証されていますが骨量増加作用は軽度です。活性型ビタミンＤは骨・カルシウムに対する作用とともに分化・誘導作用があります。分化・誘導作用を分離して合成された誘導体がエルデカルシトールで、エディロールTM

（中外）が薬価収載されました。エルデカルシトールは活性型ビタミンDと比較してビタミンD受容体への結合能は1／8、ビタミンD結合タンパクへの結合能は2倍で血中半減期が長いのが特徴です。骨に対する効能は主として卵巣摘出ラットによって研究されました。それによってエルデカルシトールの骨の微細構造や骨強度の改善を伴う骨量増加作用が明らかになりました。(Tanaka et al, 1996)[252]。さらに、骨吸収抑制薬や骨形成促進薬と異なって骨吸収を抑制しつつ骨形成を促進させる特異的な作用機序が明らかになっています(Tsurukami et al, 1994)[253]。

ヒトでも原発性骨粗鬆症に対して24週間連日投与した第Ⅱ相臨床試験で用量依存性の腰椎骨量増加作用が認められ、1.0μg群で2.7％増加しました。骨吸収マーカーの尿中デオキシピリジノリンやI型コラーゲンテロペプチドは用量依存性に低下しました。これに対して骨形成マーカーでは骨型アルカリフォスファターゼは低下しましたが、オステオカルシンは低下しなかったので骨形成は維持されている可能性が高いと考えられます。血中・尿中カルシウムは投与期間中は正常範囲内に維持されました。以上の事実からエルデカルシトールは骨形成を抑制することなく骨吸収を抑制する事で骨量の増加を果たすと考えられています。したがって、エルデカルシトールは従来の骨吸収抑制薬や骨形成促進薬とは異なるメカニズムを有しています。

◆エディロールカプセル0.5、0・75μg TM

〈適応〉骨粗鬆症[2]

〈副作用〉◇軽症：高カルシウム血症、◇重症：急性腎不全、腎結石、尿路結石
〈禁忌〉妊婦・妊娠している可能性の婦人、授乳婦[2]
〈後発製剤〉なし（2013年11月現在）

（9）デノスマブ

2013年3月に薬価収載された最新の骨粗鬆症治療薬です。デノスマブは破骨細胞の形成・機能・生存に重要な役割を果たすRANKリガンドを標的とするヒト型モノクローナル抗体です。RANKを特異的に阻害して破骨細胞の形成を抑制して骨吸収を抑制します。製剤はプラリア™（第一三共）で、6か月に1回60 mgを皮下注射する長期作用型です。プラリア60 mgは28482円と高価です。
〈適応〉骨粗鬆症
〈副作用〉◇軽症：低Ca血症、背部痛、γ-GTP上昇、高血圧、◇重症：低Ca血症、顎骨壊死、顎骨骨髄炎、アナフィラキシー、大腿骨転子および近位大腿骨骨幹部非定型骨折、重篤な皮膚感染症
〈禁忌〉①本剤の成分に対し過敏症の既往歴、②低Ca血症の患者、③妊婦または妊娠している可能性に婦人

（10）漢方療法

漢方医学的に骨粗鬆症の成因を考える時、①老化、②食物の消化吸収力の減退、③更年期要因が重視されます（左雨、坂本、2013）[254]。骨粗鬆症を老化症状と考えれば腎虚が認められる症例には補腎剤としての六味丸、八味地黄丸、牛車腎気丸に腎機能の強化とカルシウムの再吸収促進を通じた骨吸収の抑制が期待できます。また、カルシウム、ビタミンD・K、エネルギーに関わる消化吸収不全が虚弱体質・病後と関連する虚弱体質に効能を果たす補中益気湯、人参養栄湯、十全大補湯が適応になります。それらの方剤によってADLが改善すると外出の機会が増えて、運動量が増加する、日光浴の時間が延長して活性型ビタミンD合成が増加する、などの副次的効能も期待できます。エストロゲン依存性愁訴のほてり、発汗、冷え性、手足のしびれ、不眠が主訴の更年期障害を重視すれば内分泌異常の原因になる瘀血、水毒証が認められる症例に駆瘀血剤、利水剤を運用すれば骨盤内、下半身の血流改善で内分泌異常の是正を果たして骨量減少の抑制が期待できます。婦人科〝御三家〟の当帰芍薬散、加味逍遙散、桂枝茯苓丸は駆瘀血、利水両作用があります。

臨床報告は駆瘀血剤の研究が多くなっています。閉経後研究ではビタミンD_3との併用研究で桂枝茯苓丸による骨皮質幅の増加（太田、1990）[255]、不定愁訴を有する更年期障害例で柴胡加竜骨牡蛎湯と桃核承気湯の骨減少抑制（原田、中田、1995）[256]が報告され、柴胡加竜骨牡蛎湯では血中E_2も増加するとしました。また加味帰脾湯1年間の投与で骨量が増加しています（金井、1998）[257]。退行期骨粗鬆症を対象とした研究に桂枝加朮附湯と牛車腎気丸の報告があります。桂枝加朮附湯はビタミンD_3単独投与群に対して有意な骨量増加を認めています（田北、

1995）[258]。牛車腎気丸は70歳以上の女性を対象にした研究で骨吸収マーカーのNTXの30％低下を伴う骨量減少を抑制する骨吸収抑制作用が認められています（伊藤ほか、2002）[259]。また別の研究では3か月後には骨型アルカリフォスファターゼも有意に減少しました（Horiguchi et al, 2003）[260]。以上の研究から桂枝加朮附湯は高齢者の高回転型に有効と結論されています（大竹、2007）[261]。

基礎研究も少なくありません。去勢メスラットに芍薬甘草湯を経口投与すると性ステロイドホルモン産生が増加し、ラット副腎細胞培養系に芍薬甘草湯を添加するとDHEA－sの産生が増加します（加藤ほか、1992）[262]。また、芍薬甘草湯の構成生薬の甘草の主要成分グリチルリチンを成熟去勢雄ラットに投与すると血清プロゲステロンとDHEA－sが増加して血清カルシウムが低下しました（左雨、1997）[263]。さらに、補中益気湯を成熟去勢雌ラットに投与すると、卵胞ホルモンの若干の増加を伴って骨塩減少を抑制しました（左雨ほか、1999）[264]。酢酸リュープロレリンで薬理学的去勢状態にした成熟雌ラットに補中益気湯を8週間投与すると血中E_2の若干の増加を伴う大腿骨密度の減少抑制が認められています（Sakamoto et al, 1999）[265]。乙字湯（Li et al, 1995）[266]と温経湯（Hidaka et al, 1997）[267]でも同様な報告があります。

これに対して、加味逍遙散（蒼朮製剤）はE_2を増加させましたが骨量減少は抑制しませんでした（左雨ほか、1990）[268]。一方で八味地黄丸と人参養栄湯はE_2は増加させないものの骨量減少を抑制しました（左雨ほか、1993）[269]。以上の臨床研究と動物実験をまとめると骨量増加ないし減少の抑制作用にエビデンスがあるのは桂枝茯苓丸、桃核承気湯、柴胡加竜骨牡蛎湯、加味帰脾湯、芍薬甘草湯、補中益気湯、桂枝加朮附湯、牛車腎気丸、八味地黄丸、人参養栄湯、温経湯です。以上の方剤を八綱、気・血・水弁証法（假野、2011）[10]による随証療法で運用すれば、単独での効能に加えて西洋医薬の併用によってそれらの効能の増強だけではなく、副作用の軽減にも貢献するでしょう。

《小まとめ》

①骨粗鬆症は典型的なエストロゲン逆依存性疾患である。エストロゲン分泌減少の契機は閉経だけでなく、思春期、性成熟期の卵巣機能不全も原因になる。

②骨塩量のピーク（最大骨量）は20歳前後で、その後の骨塩量はその時期の〝骨の貯金〟に大きく影響を受ける。

③本症で胸・腰椎椎体骨折、大腿骨頸部骨折、橈骨下端骨折、上腕骨近位端骨折のリスクが高まる。大腿骨頸部骨折は〝寝たきり〟の原因になってＱＯＬ、ＡＤＬが大幅に低下する。

④骨密度減少は骨吸収型（高代謝回転型）と骨形成遅延型（低代謝回転型）に分類され、各種マーカーによって診断する。

⑤骨粗鬆症は生活習慣病であるので第一選択治療は食事療法（カルシウム、ビタミンＡ、Ｃ、Ｄ、Ｋ、タンパク質、カロリー）と運動療法である。薬物療法は多くの治療法が存在するが、現時点でエビデンスが確立しているのは骨吸収抑制作用のビスホスフォネート、卵胞

ホルモン関連製剤、選択的エストロゲン受容体モジュレーター、骨形成促進薬の副甲状腺ホルモンである。ビタミンD、Kは血中濃度が正常範囲の症例には効能を期待できない。

《本症に罹患した著名人》

米国の女優グウィネス・パルトローが37歳で重症骨粗鬆症と診断されました。彼女は１９９８年に「恋に落ちたシェイクスピア」で第71回アカデミー主演女優賞を受賞しています。また、２０１３年には米国People誌で最も美しい女性に選出されました。彼女は本書のテーマ疾患のすべて発症していますので生活環境を調べてみました。父はプロデューサーのユダヤ系ブルース・パルトロー、母親は女優のブライス・ダナー、弟は映画監督のジェイク・パルトローと優雅な映画一族の中で育ちました。小児期、思春期は経済的には何の不安も虐待もない、むしろ甘やかされる家庭環境だったと想像されます。しかし、成人になってからの生活環境はさぞかしストレスが多かったと推測されます。彼女は俳優のブラッド・ピットと婚約して破局、ついでベン・アフレックと婚約して破局、その後、俳優のロバート・ショーン、ルーク・ウィルソン、ミュージシャンのブライアン・アダムス、映画監督のウォルター・セールス、俳優のスコット・スピードマンとも次々に破局しました。２００３年に交際していたロックボーカルのクリス・マーチンの子供を妊娠したのを契機に結婚、２００６年に第2子出生後5か月で産後うつ病と診断されました。彼女の養育歴、経歴から考えて必ずしも「単極性うつ病」とは限らず、本書で述べた他の精神疾患の可能性が否定できません。しかし、「単極性うつ病」とすれば食欲不振で運動不足だったでしょう。また、病況から考えて第2子出生後は無月経ないし重度の卵巣機能不全に陥ってエストロゲン分泌が低下していたことは間違いありません。また、彼女は痩身の女性ですからダイエットをしていた可能性も高く、栄養学的にも偏っていた可能性が高いと考えられます。いずれの要因も骨粗鬆症発症に大きく関与します。つまり本書のテーマのすべての更年期病に罹患していたことになります。しかし、彼女は性成熟期の女性です。したがって、グウィネス・パルトローを更年期障害と診断する事は医学的に間違いです。

《総まとめ》

❶本書のテーマ疾患の中でエストロゲン依存性疾患という意味での更年期障害は更年期自律神経失調症と骨粗鬆症でＨＲＴの効能は期待できるが、精神疾患はエストロゲンは病況を量的に変容させる間接因子に過ぎないのでＨＲＴ単独療法による治療効果は期待できない。

❷クッパーマン愁訴の中で純粋なエストロゲン依存愁訴はほてり・発汗（hot flash）だけである。

❸ＨＲＴで改善が認められない症例は更年期障害ではない。

❹骨粗鬆症はＨＲＴが著効するが、発癌性などの問題も無視できないので唯一の治療法と考えずに同等の効能を示す薬剤が存在する現状では他の薬物療法を常に視野に入れるべきである。

❺いずれの疾患も薬物療法に先んじて、精神療法、食事療法、運動療法の非薬物療法を第一選択治療とする。
❻更年期に発症する疾患は女性特異的ではないので更年期病、更年期症候群、更年期うつ病などの〝更年期〟を冠する病名は医学的に不適切である。

◆結論　更年期障害は存在しない。

更年期は日本語では「性成熟期から老年期への移行期で月経周期が不規則になるころから月経停止に至るまでの期間」（広辞苑）とされ、なにやら人生の黄昏（物事が終わりに近づき、衰えのみえるころ：広辞苑）の寂しく暗いイメージがあります。本来、「更年期障害」は中・高年の女性に特異的にエストロゲン欠乏が原因になって発症する疾患と理解されてきました。しかし、実態は女性特異的疾患ではありません。となると中・高年の男性に特別な名称はないのに女性だけ更年期と呼ぶ事は差別と言われても仕方ありません。

古代より、病気、特に精神疾患、の原因論は魔女狩りの対象とされたように女性差別が露骨でした。その典型例がヒステリーです。現代ではヒステリーは医学用語ではありませんが、解離性障害の交代人格に発現する諸症状を意味します。古代ギリシャ時代の西洋医学の父と呼ばれたヒポクラテスの流れをくむ複数の一流の医学者が紀元前3世紀に、「ヒステリーは子宮の移動や窒息が原因で発症する」と医学的にどのように証明したかが理解できない信じられない珍説を提唱しました。それが何とフランス革命期まで2000年間も受け入れられてきたのです。精神病の原因を女性の性器に求める思考に歴史的な男性の拭っても拭いきれない女性蔑視がいやらしく下品にプンプン臭います。ちなみに、ヒステリーの語源は古代ギリシャ語のヒステロ（子宮：現在でも医学的用語です）です。つまり、ヒステリーを子宮の病気と考えたのです。これに対してヒポクラテスと同時代の漢方医学には血液の鬱滞が原因の瘀血という概念がありました。瘀血は精神錯乱の原因になり、現在でもその診断と治療は通用します。子宮や卵巣などの女性性器が存在する骨盤内の鬱血は精神錯乱の原因になります。しかし、瘀血は女性だけに発現する病態ではありません。この点で漢方医学には精神病状に対する女性に対する性的差別がなかったのです。西洋医学のヒステリーの女性差別的な原因論はその後のカトリックのヨーロッパ中世暗黒時代の魔女狩りに繋がりました。魔女狩りには政治的な目的もありましたが、主たる目的はカトリックが認めなかった精神病、特に女性の駆除にあったのです。

　更年期障害は〝女性〟（性差）の〝更年期〟（好発年齢）の発症を特徴とする非感染性の慢性疾患です。本書にはその全てを網羅できませんでしたが、一般的に「更年期障害」、「更年期症候群」と総括される疾患のなかで真の更年期障害とされてきた「更年期自律神経失調症」は病院に受診しなければならない病状の人は多くありません（我慢している人が多いですが）。同症は生命や人生の質（ＱＯＬ）を大幅に毀損する重篤疾患ではありません。真の更年期障害ではない「更年期障害」がＱＯＬを毀損するのです。男女差別の観点から「更年期障害」が医学的病名として適正かを検証する事が本書のテーマです。

　結論から先に言うと更年期障害、更年期病、更年期症候群の病名は原因論的にも疫学論的にも誤りです。まず、原因論から考えましょう。更年期障害は長くエストロゲン低下・欠乏に起因する内分泌疾患と考えられてきましたが、診断に際してはホルモン値より症状を重視する傾向が顕著でした。まず、この点が問題です。例えば真の更年期障害とされた「更年期自律神経失調症」の診断根拠のクッパーマン愁訴には男性にも発現する女性特異的ではない内分泌（エストロゲン）非依存性愁訴が多く含まれています。それらはむしろ精神疾患・神経疾患・骨粗鬆症関連症状というべきです。産婦人科医はそれらの症状を訴える患者さんを脳下垂体－卵巣系の内分泌動態を重視することなく、中・高年の女性という理由で簡単に更年期障害と診断して同症状が発現する他の疾患の鑑別診断も行わずに、〝とりあえず〟ＨＲＴを行う傾向がありました。このような診療経緯を辿ると死に至る事はなくても女性のＱＯＬ、ＡＤＬを劣化させてその後の人生を大きく毀損する可能性が高くなります。

本書で取り上げた疾患の中でエストロゲン依存性という意味で真の更年期障害は「骨粗鬆症」です。これに対して身体症状としての「（更年期）自律神経失調症」は部分依存症で精神神経症状としての「（更年期）精神疾患」は非依存症です。また、エストロゲン分泌低下は何も更年期に限定した現象ではありません。乳幼児・小児期を除く全ての女性に起き得る生理（時に病理）的現象です。したがって、エストロゲン依存性疾患は年齢的に更年期に特異的な病気ではありません。

次に更年期障害を性、好発年齢といった疫学的視点から考えます。確かに精神疾患の中で「単極性うつ病」は更年期年代の女性に多発します。しかし、女性に特異的な疾患ではありません。重要なことはエストロゲン低下は発症・増悪の間接因子でしかなく、主たる原因は中・高年の男女に共通する〝人生の曲がり角ストレス〟という事実です。男女ともに50歳前後は職業的、経済的、家族的な難問が堆積してきたところに体力の低下がマイナス要因を加速して今まで右肩上がりに上昇してきた生命力と人生力が低下し始める時期です。その低下が急峻だとストレス起因性精神疾患の原因になります。すなわち、女性に限定してもエストロゲンではなく年齢的な生命力・人生力の低下が主たる発病原因です。エストロゲンの低下と生命力・人生力の低下のいずれかが主原因かの鑑別診断は容易です。ＨＲＴが無効なら生命力・人生力の低下が主因です。このため、仮に精神・神経愁訴を内分泌学的に更年期障害と診断できてもＨＲＴが無効な場合は診断治療的に更年期自律神経失調症ではなく精神疾患です。

また、エストロゲン低下＝更年期、と決めつける事も誤りです。下垂体－卵巣系の機能異常は妊娠・出産が可能な性成熟期婦人でも珍しい現象ではありません。いろいろなケースが考えられます。まず、出生時の原始卵胞数が少ない女性は性成熟期に原始卵胞が枯渇して閉経に至ります（早発閉経：私の臨床経験の最早発閉経例は27歳でした）。この場合は更年期閉経と同じようなエストロゲン低値、ＦＳＨ、ＬＨ高値のホルモン分泌環境を呈します。しかし、このような症例を早発性更年期と呼称するのは甚だ不適切です。

また、原始卵胞が存在してもストレスによって妊娠・出産にふさわしくない環境・状況に遭遇すると脳は個人の意思とは関係なく自動的に生命防衛反応として妊娠を回避するために卵胞発育の遅延・停止を命じてエストロゲン分泌は更年期並に低下します（この場合は閉経

◆結論　更年期障害は存在しない。

と違ってＦＳＨ、ＬＨは低値を呈します）。このような病況が長く持続する（ストレスが長く続くと）と性成熟期でも本書の三疾患を発病・増悪します。女優のグウィネス・パルトローは典型例です。また、小児期と性成熟期の間の思春期も精神的に不安定な難しい時期で自己防衛機制が頻繁に作動するのでホルモン動態は極めて不安定で、エストロゲンレベルは時に更年期状態になります。さらに思春期前の乳幼児・小児期の養育環境は人格障害と解離性障害の発症原因になります。こうなると、精神疾患に関しては更年期の年齢に原因を求める疫学的概念は全く意味がありません。

女性と男性は生殖関連臓器がそれぞれの形態的特徴（第一次性徴）を持って出生します。しかし、それらの臓器は活動していないので機能的な性差はありません。幼小児期は妊娠・出産に不適当なので女性は卵の発育は停止状態にあり卵巣はエストロゲンを分泌しません。その後、女性は卵巣のエストロゲン分泌開始による月経の発現を幕開けイベントにして女性として、男性は睾丸のアンドロゲン分泌開始によって男性として形態的・機能的に成長します（第二次性徴）。男性は最初の夢精が初潮に相当するとされますが女性の初潮ほど劇的ではありません。したがって、エストロゲン分泌の変動に起因するホルモン依存性疾患の好発年齢は第二次性徴発現以降の思春期、性成熟期、更年期さらには老年期に拡大するので女性の人生のほとんどの年代をカバーします。繰り返しますが、内分泌学的に真の更年期障害は「骨粗鬆症」です。

しかし、「骨粗鬆症」は更年期年齢以前に問題になる事はあまりありません。同時期に問題になる疾患は本書のテーマでは「自律神経失調症」、「精神疾患」です。その二疾患の原因はエストロゲン低下より精神的なストレスが重要です。また、社会・文化的なストレスが発生するのは何も更年期の女性に限りません。人生には年代特異的なストレスが生じます。若い時は若いなりの、齢をとれば齢寄りなりの年齢特異的なストレスがあります。年齢を重ねれば偉くなるわけではないので年長者は〝年の功〟の意味をはき違えています。年長者のストレスが若年者のストレスより過重と考えるのは中・高年者の慢心です。したがって、更年期障害は新生児期、小児期を除く成人期病・症候群です。年代横断的に卵胞ホルモン分泌減少が主因の疾患と考えれば少し長ったらしいですが「卵胞ホルモン減少性非小児性女性障害」との病名にでもすべきです。しかし、真のエストロゲン依存性疾患の骨粗鬆症が若年期であまり問題にならないのでは特定疾患として独立させる事は意味がありません。いずれにしても更年期障害として内分泌学的（原因）、疫学的（年齢）に整合性がある疾患は「骨粗鬆症」だけです。さらに、同症は女性特異的疾患ではありません。

　しかし、更年期障害の歴史から考えて整形外科疾患の骨粗鬆症だけが更年期障害ではピンときません。このため病名は「更年期障害」ではなく「骨粗鬆症」でよいでしょう。また、「更年期自律神経失調症」と「更年期うつ病」は内分泌学的にも疫学的にも更年期特異的疾患ではないことが証明されました。こうなると更年期障害という病気は存在しないことになります。更年期障害は原因を共通しない男女に共通した数多くの病態の集合病名だったのです。

骨粗鬆症は「健康日本21」によって生活習慣病に認定されました。もとより、生活習慣病は薬物療法より食事療法、運動療法を第一選択治療とすべき疾患です。しかし、現状の食事療法は憂うべき事態になっています。健康食品市場が異常に膨張したためです。テレビコマーシャルや新聞でそれらの宣伝記事を観ない日はありません。それに乗じて今や時のヒーローとなった薬理学と栄養学の差異を理解できない健康食品主義者の粗食食事療法は動物性タンパク質を毒と決めつけて医学的食事療法を無視・軽視しています。しかし、一汁一菜、「ご飯と味噌汁だけあればいい」などとんでもない話です。ダイエットの効能はあるでしょう。最近の食事療法はダイエット的観点を偏重して、ヘルシー＝ダイエット、になっています。「やせる」とタイトルにつければどんな食品でも、どんな本でも売れます。しかし、多くの食材を用いた多彩な料理法が必要な食事療法を軽視すると結果的に薬物療法を重視しなければならなくなります。薬剤の副作用に敏感な健康食・自然食主義者はこの大きな自己矛盾に気がつかないのでしょうか。

　例えば、粗食によってタンパク質、カロリー、カルシウム、ビタミンＡ、Ｃ、Ｄ、Ｋ摂取不足が原因で骨密度が減少すると、骨粗鬆症の薬物治療が必要になりますが、「自然ではない」という理由で拒否すると骨粗鬆症を発症して大腿骨頸部骨折を起こして寝たきりになってしまいます。そうなると、その後、長生きしてもＱＯＬが大幅に低減して生き甲斐と幸福は半減します。ＦＤＡも指摘しているようにカルシウム・ビタミンＤサプリメントだけで骨折を予防できません。特に女性は閉経以降はエストロゲンを失った分を食事療法と運動療法でカバーしなければなりません。カバーできない場合は薬物療法を受け入れなければなりません。粗食やサプリメントを重視する人は癌と骨粗鬆症以外の糖尿病、高脂血症、高血圧症等の死に直結する〝恐ろしい〟生活習慣病の予防に夢中ですが、それらの疾患の予防さえすれば余生は幸せとの考えはあまりに視野が狭く浅はかで非医学的です。人間は生命を長らえるだけでは幸せではありません。何歳まで生き延びるかより何歳まで健康寿命を延ばせるかに意義があります。このため、歳をとった場合は命と人生の価値観を変更して癌より〝寝たきり〟になる骨折に注意すべきです。その予防のために少々のアクシデントで致命的な骨折を発症しないために食事療法や運動療法で骨量を維持する努力は癌にならないための努力と同じくらい人生に意義があります。

従来、更年期障害の診療は内分泌疾患として産婦人科医が担ってきました。しかし、今後は精神疾患と骨粗鬆症は専門医が診療にあたるべきです。ただし、超エストロゲン依存性の症例には性ホルモンに詳しい産婦人科医によるＨＲＴやアドバイスは必要です。

著者は女性をハンディキャップとしての婦人病から解放してＱＯＬを向上する事に貢献する事を望んで産婦人科医を志しました。このため、本書の目的は女性に高率に発症する疾患の予防や適切な診断・治療によってハンディキャップを軽減して男性優位の社会状況のなかで女性の尊厳を向上する事にあります。私は現役産婦人科医の時から性成熟期を過ぎた不定愁訴を伴う女性の病気を簡単に更年期障害と診断することに強い抵抗感がありました。

そこで、本書で〝更年期障害・更年期症候群〟の名称を問題視してエストロゲンによって

◆結論　更年期障害は存在しない。

女性が質的に変化しない事を強調したかったのです。確かにエストロゲンは初潮と閉経を転機に劇的に消長し女性は閉経を契機としてエストロゲンの分泌が急激に低下します。男性には初潮期に相当する時期はあっても閉経期に相当する男性ホルモン激減期はありません。しかし、女性は閉経によってエストロゲンを失ってもその時点ですでに精神的・肉体的に女性として完成しています。エストロゲンは女性の成長の必要要因に過ぎません。したがって、閉経後も女性です。妊娠、出産ができないだけです。閉経によって女性が〝女〟ではなくなるとの男性の根強い誤った偏見は改めなければなりません。女性は卵胞ホルモンによってのみ女性ではないのです。妊娠、出産、授乳という男性には絶対にできない重要な生物的使命を果たすために強烈な環境・社会・文化的な心身のストレスに耐えて人類に貢献してきた偉大なジェンダーです。更年期障害は女性差別・侮蔑病名です。最後に考察したように更年期障害は存在しません。したがって、この際、女性に敬意を表して更年期障害の病名を廃止する事を提案します。

　女性は地球の華です。政治・文化・歴史を仕切ってきた男性は女性なしでは生存できなかったし、人類の発展・進化はあり得なかったのです。男性の暴走にブレーキをかける歴史的な使命を担ってきました。続編の出版を祈り地上の全女性の末永い心身の健康を祈りながら本稿を校了します。

２０１４年６月吉日

假野隆司

【参考文献】

（1）假野隆司．不妊症・不育症・更年期障害の漢方．pp37-42．医歯薬出版．東京，1999

（2）薬効・薬価リスト25年度版．社会保険研究所．東京，2013

（3）假野隆司．新型うつ病は存在しない．栄光出版社．東京，2014

（4）NPO法人メノポーズを考える会．東京都生活文化局助成アンケート，2002

（5）Kuperman HS, et al. Comparative clinical evaluation of estrogenic preparation by the menopausal and preparation by the menopausal and amenorrheal index. J Clin Endosrinol Metab 13: 688-703, 1953

（6）假野隆司、西川潔．結合型エストロゲンが有効な更年期不定愁訴症候群婦人の血中estradiol, FSHおよびLHレベル．日産婦誌 36: 189-194, 1984

（7）Freman EW, et al. Hormones and menopausal status as predictors of depression in women in transition to menopause. Arch Gen Psychiatry 61:62-70, 2004

（8）大谷純、中野弘一．抑うつ評定法、河野友信ほか編．心身医学のための心理テスト．pp37-38．朝倉書店．東京，1990

（9）太田博明．ホルモン補充療法（HRT）の実際．Geiat Med 38: 659-664, 2000

（10）假野隆司．更年期障害：西洋医学と漢方医学の等質的両眼視で考察した婦人科諸疾患の診断

と治療．pp97-106．假野隆司，大阪，2011
(11) 假野隆司．八綱、気・血・水弁証法：西洋医学と漢方医学の等質的両眼視で考察した婦人科諸疾患の診断と治療．pp49-71．假野隆司．大阪，2011
(12) Stearns V, et al. Paroxetin controlled release in the treatment of menopausal hot flashes: a randomized controlled trial. JAMA 289: 2827-2834, 2003
(13) 假野隆司．漢方エキス製剤はメーカー使い分けが必要─不妊症、不育症、更年期障害を中心として─．医療法人假野クリニック．大阪，2010
(14) Schmidt PJ, et al. Estrogenn replacement in perimenopause-related depression: a preliminary report. Am J Obstet Gynecol 183: 414-420, 2000
(15) 小田真智子、ほか．蒼朮五苓散と白朮五苓散の薬理作用に比較検討─利水作用を中心として─和漢医薬誌 17: 115-121, 2000
(16) WHO：ICD-10 精神および行動の障害：臨床記述と診断ガイドライン．融道男ほか（監訳）．医学書院，東京，1993
(17) American Psychiatric Association. Diagnostic and Statistical. Manual of Mental Dosorders. 4th edition. Text Revision（DSM-IV-TR）. Washington DC: American Psychiatric Association. 2000
(18) Kretschmer E. Temparamente. Medizinische Psychologie, 14 Auflage, Georg Thieme Verlag. Stuttgart, 1975

【参考文献】

(19) 下田光造：躁うつ病の病前性格に就いて．精神神経誌 45, 101-103, 1941

(20) Tellenbach H, et al. Melancholie. Vierte, erweiterte Aufl. Springer, Berlin, 1983

(21) 笠原嘉：うつ病の病前性格について．躁うつ病の精神病理Ⅰ、pp1-29．弘文堂、東京，1976

(22) Akiskal HS, et al. The nosological status of neurotic depression; a prospective three-to four year follow up examination in light of the primary-secondary and unipolar dichotomies. Arch Gen Psychiatry 35: 756-766, 1978

(23) 假野隆司：保険医の双極性障害の診断と治療．假野隆司、大阪，2012

(24) Kaneko A, et al. Hange-Koboku-to, a Kampo medicine, modulates cerebral levels of 5-HT (5-hyodoroxytrypatamine), NA (noradorenaline) and DA (dopamine) in mice. Phytother Res 19: 491-495, 2005

(25) Ito N, et al. A possible mechanism underlying an antidepressive-like effect of Kososan, a Kampo medicine, via the hypothalamic orexinergic system in the stress-induced depression-like model mice. Biol Pham Bull 32: 1716-1722, 2009

(26) 小林亭：香蘇散が著効した軽症抑うつ2例の経験．漢方研究 386: 51-53, 2004

(27) 假野隆司：保険医の広汎性発達障害の診断と治療．假野隆司、大阪，2012

(28) Ushiroyama T, et al. Chai-hugui-gan-jiang-tang regulates plasm interleukin-6 and soluble interleukin-6 receptor concentration and improves depressed mode in climacteric women with insomnia, Am J Chin Med 33: 703-711, 2009

(29) 伊藤忠信ほか．柴胡加竜骨牡蛎湯および柴胡桂枝乾姜湯の注す神経に及ぼす作用　マウス脳内モノアミン含量及び代謝に及ぼす影響．日東洋医薬誌 47: 593-601, 1997
(30) Beck J. Cognitive Therapy: basic and beyond. Guilford Press, 1995（伊藤恵美ほか（訳）：認知療法実践テキスト・・基礎から応用まで，星和書店．東京，2004
(31) Harrington R, et al. Systemic review of efficacy of cognitive behavior therapies in childhood and adolescent depressive disorder BMJ 316: 1559-1563, 1998
(32) Persons D, et al. Predictors of dropout and outcome in cognitive therapy for depression in a private setting. Cog Ther Research 12: 557-575, 1988
(33) Klerman GL, et al. Interpersonal Psychotherapy of Depression［水島広子ら（訳）：うつ病の対人関係療法．岩崎学術出版社．東京，1997］
(34) 本橋伸高．ＥＣＴマニュアル科学的精神医学をめざして．p5．医学書院．東京，2000
(35) Barker AT, et al. Non-invasive magnetic stimulation of human motor cortex. Lancet 1: 1106-1107, 1985
(36) 横山知行．非定型うつ病・・気分障害・・最新の知見．各種の気分障害・・非定型うつ病（解説／特集），臨床精神医学 29: 927-993, 2000
(37) Davidson J, et al. Symtoms of interpersonal sensitivity in depression. Compr Psychiatry 30: 357-368
(38) Posternak MA, et al. Symptoms of atypical depression. Psychiatry Res: 104: 175-181,

2001
(39) Sotsky SM, et al. Pharmacotherapy response and diagnostic validity in atypical depression. J Affect Disord 54: 237-247, 1999
(40) 渡辺昌祐：今日の精神科治療指針：非定型うつ病：pp63. 星和書店、東京，2000
(41) Coryell W, et al. A family study of bipolar II disorder. Br J Psychiatry 145: 49-54, 1984
(42) 川上憲人：特定の精神障害の頻度、危険因子、受診行動、社会生活への影響：平成18年度厚生労働科学研究費補助金（こころの健康科学研究事業）こころの健康についての疫学症差に関する研究　分担研究報告書，2007
(43) Goodwin FK, and Jamison KKR. Manic-Depressive Illness: Bipolar Disorders and Reccurent Depression. Second Edition. Oxford University Press, 2007
(44) Hantouche EG, et al. Systematic clinical methodology for validating bipolar-II disorder: data in mid-stream from a French national multi-site atudy (EPIDEP). J Affect Disord 50: 163-173, 1998
(45) Ghaemi SN, et al. Is bipolar disorder still underdiagnosed? Areantidepressants overutilized? J Affect Disord 52: 135-144, 1999
(46) 内海健：うつ新時代―双極Ⅱ型障害という病気：勉誠出版：東京，2006
(47) 渡辺昌祐：リチウム：医歯薬出版：東京，1983
(48) Swann AC, et al. Pattern of response to divalproex, Lithium, or placebo in four

naturalistic subtypes of mania. Neuropsychopharmacology 26: 530-536, 2002
(49) Hirschfeld RM, et al. The safety and early efficacy of oral-loaded divalproex versus standard-titrationdivalproex, lithium, olamzapine, and placebo in the treatment of acute mania associated with bipolar disorder. J Clin Psychiatry 64: 841-846, 2003
(50) Bowden CL, et al. A randomized placebo-controlled 12-month trial of divalproex and lithium in treatment of outpatients with bipolar I disorder. Divalproex Maintenqnce Study Group. Arch Gen Psychiatry 57: 481-489, 2000
(51) Okuma T and Kishimoto A. A history of investigation on the mood stabilizing effect of carbamazepin in Japan. Psychiatry Clin Neurosci 52: 3-12, 1998
(52) Okuma T, et al. A premalininary double-blind study on the efficacy of carbamazepine in prophylaxis of manic-depressive illness. Psychopharmacology 73: 95-96, 1981
(53) Chung WH, et al. Medical genetics: a marker for Stevens-Johnson syndrome. Nature 428: 486, 2004
(54) 山田尚登、中島聡．断眠の抗うつ効果．気分障害の下位分類及び抗うつ薬との関連．精神医学 38: 1215-1218, 1996
(55) 加藤忠史．双極性障害の治療における薬物療法と精神療法．精神神経学誌 106: 587-590, 2004
(56) 水島広子．対人関係でなおす双極性障害．創元社．東京、2010

【参考文献】

(57) Frank E, et al. Two-year outcome for interpersonal and social rhythm therapy in individuals with bipolar I disorser. Arch Gen Psychiatry 62: 996-1004, 2005

(58) 西園昌久．うつ病の家族病理と家族療法．季刊精神療法 4: 149, 1978

(59) Miklowitz DJ, et al. Family factors and the course of bipolar affective disorder. Arch Gen Psychiatry 45: 225-231, 1988

(60) Retzer A, et al. A followup study of manic-depressive and schizoaffective psychosed after systemic family therapy. Fam Process 30: 139-153, 1991

(61) Schneider K. Die Psychopalhisken Personlichkeiten. Franz Deuticke. Wien, 1923

(62) Masterson JF. Treatment of the borderline adolescent: A developmental approach. Weley and Sans. New York, 1972

(63) Kernberg OF. Borderline condition and pathological narcissism. Jason Aeonson. North vale. 1975

(64) Gunderson JG. Borderline personality disorder. American Psychiatric Press. Washington DC, 1984

(65) 林直樹．パーソナリティー障害―以下に捉え、以下に対応するかー．新興医学出版．東京，2005

(66) M・スコットベック／森英明訳．平気でうそをつく人たち―虚偽と弱な心理学―．草思社．東京，1996

（67） Kohut H. The analysis of the self: International　Universitics Press. New York, 1971

（68） Millon T and Davis RD. Disorder of personality: DSN-IV and beyond 2nd edition, Wiley & Sons. New York, 1996

（69） Meissner WW. Theories of personality. Nicoli AM Ed. The Harvard. Guide to psychiatry, 3rd ed. The Belknap Press. Cambridge, 1999

（70） Veith I. Hysteria. Chicago. The University of Chicago Press. 1965

（71） Briquet P. Traite Clinique et therapeutique de I, hysterie. Paris: JB Bailiiiere et fils, 1859

（72） 野間俊一：解離研究．こころのりんしょう pp278-279．星和書店，東京，2009

（73） 桝田亮太，中村俊哉：近年の国内における解離性同一性障害の分類について―一時的ストレス型ＤＩＤの心理臨床的検討．心理臨床学研究 25: 476-482, 2007

（74） Putnam FW. Dissociation in Children and Adolescents. A Development Perspective. New York: Guilford Press, 1997／中井久夫（訳）：解離―若年期における病理と治療．みすず書房，東京，2001

（75） 安克昌：解離性障害　診断と治療．松下正明ほか（編）：臨床精神医学講座５．神経症性障害・ストレス関連障害．中山書店，東京，1997

（76） Kluft RP.　The　treatment of multiple personality disorder（MPD）. Crrent concepts. In: Flach FF（ed）. Directions in Psychiatry. New York: Hatherleigh, 1985

【参考文献】

(77) Putnam FW, et al. Diagnosis and Treatment of Multiple Personality Disorder. New York: Guilford Press: 1989／安克昌：中井久夫（訳）：多重人格障害―その診断と治療：岩崎学術出版社：東京，2000

(78) Zal HM, et al. Panic Disorder. The Great Pretender. Plenum Publishing. 1990. パニック障害の理解と治療（越野好文 訳）：p162. 創造出版、東京，1993

(79) 中根允文：不安神経症からパニック障害へ：パニック障害治療のシトラテジー（上島国利、他編）：pp2-pp12. 先端医学社：東京，2002

(80) DaCosta JM, et al. A clinical study of a form of functional cardiac disorder and its consequences. Am J Med Sci 61: 17-52, 1871

(81) Klerman GL, et al. Panic Anxiety and its Treatment. American Psychiatic Press, Washington DC, 1993. パニック性不安障害とその治療（中根允文、他監訳）p190, 先端医学社：東京，1995

(82) Westphal C. Die agoraphobibie; eine neuropathische ershenung. Arch Psychiat Nervenkht 3: 138-171, 219-221, 1871

(83) Klein DF. Delineation of two drug-responsive anxiety syndromes Psychopharm-acology 5: 397-408, 1964

(84) Pitts FN, et al. Lactate metabolism in anxiety neurosis. N Engl J Med 277: 1329-1336

(85) American Psychiatric Association: Diagnostic and Statistical Manual of Mental

Disorders. 3rd edition. American Psychiatric Association Washington DC, 1980
(86) Eaton WW, et al. Panic and Panic disorder in the United States. Am J Psychiatry 151: 413-420, 1994
(87) Hwu HG, et al. Prevalence of psychiatric disorders in Taiwan defined by the Chinese Diagnostic Interview Schedule. Acta Psychiatr Scand 79: 136-147, 1989
(88) Lee CK, et al. Psychiatric epidemiology in Korea Part I: Gender and age differences in Seoul. J Nerv Mnet Dis 117: 242-246, 1990
(89) Kaiya H, et al. Factors associated with the development of panic attack and panic disorder: survey in the Japanese population. Psychiatry Clin Neurosci 59: 177-182, 2005
(90) Weissman MM, et al. The cross-national epidemiology of panic disorder. Arch Gen Psychiatry 54: 305-309, 1997
(91) Grant BF, et al. The epidemiology of DSM-IV panic disorder and agoraphobia in the United States: results from the National Epidemiologic Survey on Alcohol and Related Conditions. J Clin Psychiatry 67: 363-374, 2006
(92) American Psychiatric Association: Diagnostic and Statistical Manual of Mental Disorders, 4th Edition, 1994
(93) Merilangas KR, et al. Co-morbidity and familial aggregation of alcoholism and anxiety disorders. Psychol Med 28: 773-788, 1998

【参考文献】

(94) Fyer A, et al. Panic disorder and social phobia; effects of comorbidity on familial transmission. Anxiety 2: 173-178, 1996

(95) Hettama JM, et al. A review and meta-analysis of the genetic epidemiology of anxiety disorders. Am J Psychiatry 158: 1568-1578, 2001

(96) Kendler KS, et al. Panic disorder in women: a population-based twin study. Psychol Med 23: 397-406, 1993

(97) Bellodi L, et al. CO2-induced panic attacks: a twin study. Am J Psychiatry 155: 1184-1188, 1998

(98) Lam P, et al. Association study of A2a adenosine receptor genetic polymorphism in panic disorder. Neurosci Lett 378: 98-101, 2005

(99) Stein MB, et al. heritability of anxiety sensitivity: a twin study. Am J Psychiatry 156: 246-251, 1999

(100) Hettema JM, et al. A population-based twin study of the relationship between neuroticism and internalizing disorders. Am J Psychiatry 163: 857-864, 2006

(101) Graeff FG, et al. Does the panic attack activate the hypothalamic-pituitary-adrenal axis? An Acad Bras Cience 77: 477-491, 2005

(102) Goddad AW, et al. Impaired neuronal response to acute benzodiazepine administration in panic disorder. Am J Psychiatry 161: 2186-2193, 2004

(103) Maron E, et al. Serotonin function in panic disorder: important, but why? Neuropsychopharmacology 31: 1-11, 2006
(104) Kent JM, et al. Prediction of panic response to a respiratory stimulant by reduced orbitofrontal cerebral blood flow in panic disorder. Am J Psychiatry 162: 1379-1381, 2005
(105) Akiyoshi J, et al. Frontal brain hypoactivity as a biological substrate of anxiety in patients with panic disorders. Neuropsychobiology 47: 165-170, 2003
(106) Satoh K, et al. Current views on panic disorder and its management in Japan. A national survey. Jap Pharmacol Therapeutics 20: 1993-2003, 1992
(107) 佐藤啓二「グッバイ・パニック障害」メディジットコーポレーション，p17，大阪，2002
(108) American Psychiatric Association: Practice Guideline for the Treatment of Patients with Panic Disorder. American Psychiatric Association, Washington DC, 1998
(109) Ballenger JC, et al. Overview of panic disorder. Trans Am Clin Climatol Assoc 105: 36-53, 1993
(110) Barsky AJ, et al. Psychiatric disorders in medical outpatients complaining of palpitations. J Gen Intern Med 9: 306-313, 1994
(111) Angst J, et al. The Zurich study. II. The continuum from normal to pathological depressive mood swings. Eur Arch Psychiatry Neurol Sci 234: 21-29, 1984
(112) 貝谷久宣ほか：パニック障害と非定型うつ病との関係　パニック性不安うつ病（3）．うつ

病の亜型分類（樋口輝彦、他，編）pp41-64，日本評論社，東京，2003
(113) 貝谷久宣ほか：パニック障害における性格変化．パニック障害の精神病理学．（貝谷久宣、他，編）pp41-74，日本評論社，東京，2002
(114) 貝谷久宣ほか：パニック障害の疫学．臨精医 347: 883-891, 2005
(115) 貝谷久宣ほか：パニック障害．レジデントハンドブック　抗不安薬と睡眠薬の使い方（上島国利、他、監）pp15-160. アルタ出版，東京，2002
(116) McIntype IM, et al. Plasma melatonin levels in affective states. Int J Clin Pharmacol Res 9: 159-164, 1989
(117) Nathan PJ, et al. Subsensitive melatonin suppression by dim white light: possible biological marker of panic disorder. Int J Neuropsychopharmacol 1: 115-120, 1998
(118) Bandelow B, et al. Diurnal variation of cortisol in panic disorder. Psychiatry Res 95: 245-250,2000
(119) Kaya B, et al. Altered diurnal variation of nitric oxide production in patients with panic disorder. Tohoku J Exp Med 204: 147-154, 2004
(120) Meyer T, et al. Endurance training in panic patients: spiroergometric and clinical effects. Int J Sports Med 19: 496-502
(121) Broocks A, et al. Comparison of aerobic exercise, clomipramine, and placebo in the treatment of panic disorder. Am J Psychiatry 155: 603-609, 1998

(122) Linnoila MI. Benzodiazepines and alcohol. J Psychiatr 24 (Suppl 2): 121-127, 1990
(123) Kessler RC, et al. The epidemiology of panic attacks, panic disorder, and agoraphobia in the National Comorbidity Survey Replication. Arch Gen Psychiatry 63: 415-424, 2006
(124) Hu WY, et al. Interaction between flurazepam and ethanol. Alcohol Drug Res 7: 107-117, 1987
(125) Cooper SM, et al. The psychomotor effects of paroxetine alone in combination with haloperidol, amylobarbitone, oxazepam, or alcohol. Acta Psychiatr Scand Suppl 350: 53-55, 1989
(126) Linnoila M, et al. Interaction of serotonin with ethanol: clinical and animal studies. Psychopharmacol Bull 23: 452-457, 1987
(127) Ma Cabe RE, et al. Smoking behaviors across anxiety disorders. J Anxiety Disord 18: 7-18, 2004
(128) File SE, et al. Neurobiological mechanisms by which nicotine mediates different types of anxiety. Eur J Pharmacol 393: 231-236, 2000
(129) Johnson JG, et al. Association between cigarette smoking and anxiety disorders during adolescence and early adulthood. JAMA 284: 2348-2351, 2000
(130) Breslau N, et al. Smoking and panic attacks: an epidemiologic investigation. Arch Gen Psychiatry 56: 1141-1147, 1999

【参考文献】

(131) Linnoila M, et al. Effect of alcohol consumption and cigarette smoking on antidepressant levels of depressed patients. Am J Psychiatry 138: 841-842, 1981

(132) Boulenger JP, et al. Increased sensitivity to caffeine in patients with panic disorders. Preliminary evidence. Arch Gen Psychiatry 41: 1067-1071, 1984

(133) Charney DS, et al. Increase anxiogenic effects of caffeine in panic disorsers. Arch Gen Psychiatry 42: 233-243, 1985

(134) Greden JF, et al. Anxiety or caffeinism. A diagnostic dilemma. Am J Psychiatry 131: 1089-1092, 1974

(135) Klein DF, et al. Psychiatric reaction patterns to imipramine. Am J Psychiatry 119: 432-438, 1962

(136) Modigh DF, et al. Superiority of clomipramine over imipramine in the treatment of panic disorder: a placebo-controlled trial. J Clin Psychopharmacol 12: 251-261, 1992

(137) Noyes R, et al. Follow-up study of patients with panic attacks treated with tricyclic antidepressant. J Affect Disord 16: 249-257, 1989

(138) Den Boer JA, et al. Serotonin function in panic disorder: A double blind placebo controlled study with fluvoxamine and ritaserine. Psychopharmacol 102: 85-94, 1990

(139) Lecrubier Y,et al. Collaborative paroxetine panic study investigators. A comparison of paroxetine, clomipramine and placebo in the treatment of panic disorder. Acta

Psychiatr Scacd 95: 145-152, 1997
(140) Ansseau M, et al. Pilot study of milnacipran in panic disorder. Eur Psychiatry 6: 103-105, 1991
(141) Sheehan DV, et al. Treatment of endogenous anxiety with phobic, hysterical, and hypochondrial symptoms. Arch Gen Psychiatry 37: 51-59, 1980
(142) Ravaris CL, et al. A controlled study of alprazolam and propranolol in panic-disordered and agoraphobic outpatients. J Clin Psychopharmacol 11: 344-350, 1991
(143) Munjack DJ, et al. Alprazolam, propranolol, and placebo in the treatment of panic disorder and agoraphobia with panic attacks. J Clin Psychopharmacol 9: 22-27, 1989
(144) 奥見裕邦ほか．日本東洋心身医学研究会ＥＢＭ作業チーム調査報告、心身症およびストレス関連疾患に対する漢方治療のエビデンス（２）不安障害．日本東洋心身医学研究 23: 74-76, 2008
(145) 奥見裕邦．不安障害―パニック発作を中心にして―．漢方最新治療 20: 293-299, 2011
(146) 寺澤捷年ほか．奔豚気病に関する一考察（１）奔豚気病の治療経験と文献的考察．日東医誌 38: 1-10. 1987
(147) Albrigt F, et al. Postmenopausal osteoporosis its clinical features. JAMA 116: 2465, 1941
(148) Consensus development conference: Prophylaxis and treatment of osteoporosis. Am J Med 90: 107, 1991

【参考文献】

(149) Fujiwara S, et al. Performance of osteoporosis risk indices in a Japanese population. Current Therapeutic Research 62: 586-594, 2001

(150) 山本逸男: 骨粗鬆症人口の推定. Osteoporo Jpn 7: 10-11, 1999

(151) Ross PD, et al. Japanese women in Hiroshima have greater vertebral fracture prevalence than Caucasians or Japanese in the US. Int J Epidemiol 24: 1171-1177, 1995

(152) Fujiwara S, et al. The incidence of thoracic vertebral fractures in a Japanese population, Hiroshima and Nagasaki, 1958-86. J Clin

(153) Hagino H, et al. Changing incidence of hip. Distal radius. And proximal humerus fracture in Tottoriprefracture , Japan. Bone 24: 265-270, 1999

(154) Orino H, et al. Trends in the incidence of hip fracture in Japan, 1987-97. The third nationwide survey. J Bone Miner Metab 18: 126-131, 2000

(155) Iga T, et al. Increase in the incidence of cervical and trochanteric fracture of the proximal femur in Niigata prefecture, Japan. J Bone Miner Metab 17: 224-231, 1999

(156) Scientific Advisory Board, Osteoporosis Society of Canada: Clinical practice guideline s for the diagnosis and management of osteoporosis. Can Med Assoc J 155: 1113-1133, 1996

(157) Kanis JA, et al. Guideline for Diagnosis and Management of Osteoprosis. Osteoporos Int 7: 390-406, 1997

(158) 骨粗鬆症の治療（薬物療法）に関するガイドライン作成ワーキンググループ（代表：折茂肇）

：骨粗鬆症の治療（薬物療法）に関するガイドライン．Osteoporosis Jpn 6: 203-253, 1998
(159) Royal College of Physicians and Bone and Tooth Society of Great Britain: Osteoporosis Clinical guidelines for prevention and treatment. The Lavenham Press Ltd. Suffolk, 2000
(160) Yoshimura N. Incidence of fast bone losers and factors affecting changes in bone mineral density-Cohort study at a rural munity in Japan-. J Bone Miner Met 14: 171-177, 1996
(161) Hannan MT, et al. Risk factors for longitudinal bone loss in elderly men and women: The Framingham Osteoporosis Study. J Bone Miner Res 15: 710-720, 2000
(162) Dennison E, et al. Determination of bone loss in elderly men and women: A prospective population-based study. Osteoporosis Int 10: 384-391, 1999
(163) Yoshimura N, et al. Prevalence of vertebral fracture in a rural Japanese population. J Epiremiol 5: 171-175, 1995
(164) Naves Diaz M, et al. The influence of alcohol consumption on the risk of vertebral deformity. European Vertebral Osteoporosis Study Group. Osteoporosis Int 7: 65-71, 1997
(165) Orino H, et al. Trends in the incidence of hip fracture in Japan, 1987-1997. The third nation-wide survey. J Bone Miner Metab 18: 126-131, 2000
(166) Suzuki T, et al. A case-control study of risk factors for hip fractures in the Japanese elderly by MEDOS questionnaire. Bone 21: 481-487, 1997
(167) 橋本勉ほか．日本における老人の転倒．骨折の実態．別冊総合ケア：26-32，1991

【参考文献】

(168) Nevitt MC, et al. Falls in the elderly: Risk factors and Prevention. In: Gait Disorders of Agint (Masedeu JC, et al. eds) pp13-36, Lippincott-Raven, Philadelphia, New York, 1997

(169) Aoyagi K. et al. Falls among community-dwelling elderly in Japan. J Bone Min Res 13: 1468-1474, 1998

(170) 太田美穂ほか：高齢者の転倒の実態と身体特性との関連．日本医事新報 3837: 26-32, 1997

(171) Marcus R, et al. The relationship of biochemical markers of bone turnover to bone density changes in postmenopausal women: Results from the Postmenopausal Estrogen/Progestin Intervention (PEPI) Trial. J Bone Miner Res 14: 1583-1595, 1999

(172) Rosen CJ, et al. The predictive value of biochemical markers of bone turnover for bone mineral density in early postmenopausal women treated with hormone replacement or calcium supplementation. J Clin Endocrinol Metab 82: 1904-1910, 1997

(173) Delmas PD, et al. Monitaring individual response to hormone replacement therapy with bone markers. Bone 26: 553-560, 2000

(174) Chaki O, et al. The predictive value of biochemical markers of bone turnover for bone mineral density in postmenopausal Japanese women. J Bone Miner Res 15: 1537-1544, 2000

(175) Bjarnason NH, et al. Six and twelve month changes in bone turnover are related to reduction in vertebral fracture risk during 3 years of raloxifene treatment in

postmenopausal osteoporosis. Osteoporosis Int 12: 922-930, 2001

（176） Consensus Development Conference: Diagnosis, prophylaxis, and treatment of osteoporosis. Am J Med 94: 646-650, 1993

（177） Assessment of Fracture Risk and Its Application to Screening for Postmenopausal Osteoporosis. WHO Technical Report Series 843, World Health Organization. Geneva, 1994

（178） 折茂肇、ほか．原発性骨粗鬆症の診断基準（２００年度改定版）．日骨代謝誌 14: 219-233, 1997

（179） 健康・栄養研究会 編：第６次改定日本人の栄養所要量．pp16-17．第一出版．東京，1999

（180） Riggers BL, et al. Long-term effects of calcium supplementation on serum ＰＴＨ, bone turnover and bone loss in elderly women. J Bone Miner Res 13: 168-174, 1998

（181） 国民栄養の現状：平成12年国民栄養調査結果（健康・栄養情報研究会 編），pp28-29．第一出版．東京，2002

（182） 折茂肇、ほか．骨粗鬆症の治療（薬物療法）に関するガイドライン．Osteoporosis Jpn 6: 203, 1998

（183） 細井孝之．一カルシウムの栄養学：ビタミンＫ－カルシウムと骨．pp134-136．朝倉書店．東京，2001

（184） Nordin BEC. International patterns of osteoporosis. Clin Orthop 45: 17-30, 1996

【参考文献】

(185) Hannan MT, et al. Effect of dietary protein on bone loss in elderly men and women: The Framingham Osteoporosis Study. J Bone Miner Res 15: 2504-2512, 2000

(196) Omi N, et al. Modulation of bone mass and turnover in growing rats by voluntary weight-bearing exercise and glucose supplementation. J Nutr Sci Vitaminol 44: 409-421, 1998

(187) Frost HM. Vital biomechanics: Proposed general concepts for skeletal adaptation to mechanical usage. Calcif Tissue Int 42: 145-156, 1988

(188) Knolner B, et al. Vertebral bone loss: unheeded side effect of therapeutic bed rest. Clin Sci 64: 541-546, 1983

(189) Granhed H,et al. The loads on the lumbar spine during extreme weight lifting. Spine 12: 146-149, 1986

(190) Jones HH, et al. Humeral hypertrophy In response to exercise. J Bone Joint Surg 59: 204, 1977

(191) 林泰史．骨粗鬆症と運動．日医会誌 104: 1175. 1990

(192) Dalsky GP, et al. Weight bearing exercise training and lumbar mineral content In postmenopausal women. Am Int Med 108: 824-828, 1988

(193) Cavanaaugh DJ, et al. Brisk walking dose not stop bone loss in postmenopausal women. Bone 9: 201, 1998

(194) Sinaki M, et al. Postmenopausal spinal osteoporosis: flexion versus extension exercise. Arch Phys Med Rehabil 65: 593, 1984
(195) Notelovitz M, et al. Estrogen therapy and variable-resistance weight training increase bone mineral in surgically menopausal women. J Bone Miner Res 6: 583-590, 1991
(196) Matkovic V, et al. Bone status and fracture rates in two regions of Yugoslavia. Am J Clin Nutr 32: 540-549, 1988
(197) Recker RR, et al. Correcting calcium nutritional deficiency prevents spine fractures in elderly women. J Bone Miner Res 11: 1961-1966, 1996
(198) Reid IR, et al. Long-term effects of calcium supplementation on bone loss and fractures in postmenopausal women: a randomized controlled trial. Am J Med 98: 331-335, 1995
(199) Chapuy MC, et al. Vitamin D3 and calcium to prevent hip fractures in the elderly women. N Engl J Med 327: 1637-1642, 1992
(200) Nakamura T, et al. Vertebral and hip fracture in Japan. Bulletin of WHO. 77: 430-431, 1999
(201) Black DM, et al. Randomized trial of effect of alendronate on risk of fracture in women with existing vertebral fractures. Fracture Intervension Trial Reserch Group. Lancct 348: 1535-1541, 1996
(202) Tilayard MW, et al. Treatment of postmenopausal osteoporosis with calcitirol or

【参考文献】

calcium. N Engl J Med 326: 357-362, 1992

(203) Orimo H, et al. Effects of alpha-hyroxyvitamin D3 on lumber bone mineral density and vertebral fracture in patients with postmenopausal osteoporosis. Calcif Tissue Int 54: 370-376, 1994

(204) Prafitt AM, et al. Osteomalacia and related disorders. In: Metabolic bone diseases, 3rd Ed (Avioli LV, et al. eds). pp327-386, Academic Press, San Diego, 1998

(205) Malabana A, et al. Redefining vitamin D insufficiency. Lancet 351: 805-806, 1998

(206) Gertz BJ, et al. Studies of oral bioavail-ability of alendronate. J Clin Pharmacol Ther 58: 288-298

(207) Azuma Y, et al. Alendronate distributed on bone surface inhibits osteoclastic bone resorption in vitro and in experimental hypercalcemia models. Bone 16: 235-245, 1995

(208) Fisher JE, et al. Alendronate mechanism of action Geranylgeranio, an intermediate in the mevalonate pathway, prevents inhibition of osteoclast formation, bone resorption, and kinase activation in vitro. Proc Natl Acad Sci USA 96: 133-138, 1999

(209) Miller PD, et al. Cyclical etidronate in the treatment of postmenopausal osteoporosis: efficacy and safety after seven years treatment. Am J Med 103: 468-476, 1997

(210) Lieberman UA, et al. Effect of oral alendronate on bone mineral density and the incidence of fractures in postmenopausal osteoporosis. N Engl J Med 333: 1437-1443, 1995

(211) Black DM, et al. Randomized trial of effect of alendronate on risk of fracture in women with existing vertebral fractures. Lancet 348: 1535-1541, 1996

(212) McClung MR, et al. Effects of risedronate on the risk of hip fracture in elderly women. N Engl J Med 344: 333-340, 2001

(213) Saag KG, et al. Alendronate for the prevention and treatment of glucocorticoid-induced osteoporosis. N Engl J Med 339: 292-299, 1998

(214) Orwoll E, et al. Alendronate for the treatment of osteoporosis in men. N Engl J Med 343: 604-610, 2000

(215) Harris ST, et al. Effects of resedronate treatment on vertebral and nonvertebral fractures in women with postmenopausal osteoporosis. JAMA 282: 1344-1352, 1999

(216) Wallach S, et al. Effects of risedronate treatment on bone density and vertebral fracture in patients on corticosteroid therapy. Calcif Tissue Int 67: 277-285, 2000

(217) Tonino RP, et al. Skeletal benefits of alendronate: 7-year treatment of postmenopausal osteoporotic women. Phase III Osteoporosis Treatment Study Group. J Clin Endocrinol Metab 85: 3109-3115, 2000

(218) Chavassieux PM, et al. Histomorphometric assessment of long-term effects of alendronate on bone quality and remodeling in patients with osteoporosis. J Clin Inverst 100: 1475-1480, 1997

【参考文献】

(219) Bone HG, et al. Alendronate and estrogen effects in postmenopausal women with low bone mineral density. Alendronate/Estrogen study Group. J Clin Endocrinol Metab 85: 720-726, 2000

(220) Rittmaster RS, et al. Enhancement of bone mass in osteoporotic women with parathyroid hormone followed by alendronate. J Clin Endocrinol Metab 85: 2129-2134, 2000

(221) 和田誠基：カルシトニンの臨床薬理：THE BONE 12: 103-110, 1998

(222) Chesnut CH 3rd, et al. A randomized trial of nasal spray salmon calcitonin in postmenopausal women with established osteoporosis: the prevent recurrence of osteoporotic fractures study. PROOF Study Group. Am J Med 109: 267-276, 2000

(223) Tashijan AHL, et al. Calcitonin binding sites in bone: relationship to biological response and "escape". Recent Prog Horm Res 34: 285-334, 1978

(224) Wada S, et al. Calcitonin receptor down-regulation relates to calcitonin resistance in mature mouse osteoporosis. Endocrinology 137 : 1042-1048, 1996

(225) Reginster JY, et al. A double-blind, placebo-controlled, dose-finding trial of intermittent nasal salmon calcitonin for prevention of postmenopausal lumber spine bone loss. Am J Med 98: 452-458, 1995

(226) Wada S, et al. Glucocorticoid regulation of calcitonin receptor in mouse osteoclast-like multinucleated cells. J Bone Miner Res 9: 1705-1712, 1994

(227) Healey JH, et al. A randomized controlled trial of salmon calcitonin to prevent bone loss in corticosteroid-treated temporal arteritis and
(228) Dam H. Biochem J. 28: 1355, 1934
(229) Bouckaert JH. Fracture healing by vitamin K. Nature 19: 849, 1960
(230) Hauschka PV, et al. Calcium-dependent alpha-helical structure in osteocalcin. Biochemistry 21: 2538-2547, 1982
(231) 中塚喜義、ほか．骨粗鬆症におけるビタミンKの位置付け．Clin Calcium 9: 894-898. 1990
(232) 星和子、ほか．骨芽細胞に対するメナキノン―4の作用．ビタミン 67: 225-232, 1993
(233) 水島裕　編．今日の治療薬　解説と便覧. pp372-379．東京，2002
(234) Hara K, et al. The inhibitory effect of vitamin K_2 (menatetrenone) on bone resorption may be related to its side chain. Bone 16: 179-184, 1995
(235) 金木正夫、ほか．退行期骨粗鬆症における血清ビタミンK濃度の検討．日老医会誌 32: 195-199, 1995
(236) Vergnaud P, et al. Undercarboxylated osteocalcin measured with a specific immunoassay predict hip fracture in elderly women: the EPIDOS Study. J Clin Endocrinol Metab 82: 719-724, 1997
(237) Feskanich D, et al. Vitamin K intake and hip fractures in women: a prospective study. Am J Clin Nutr 69: 74-79, 1999

(238) 白木正孝: ビタミンK_2, 日臨 60（増刊号 3）：340-349, 2002

(239) 中村利孝: 骨粗鬆症の治療：総論. 日臨 60（増刊号 3）：273-249, 2002

(240) The writing Group for the PEPI Trial: Effects of hormone replacement therapy on bone mineral density. JAMA 276: 395-399, 1996

(241) Lindsay R. Estrogen in prevention and treatment of osteoporosis. The Osteoporotic Syndrome (Avioli LV, ed), pp123-136. Wiley Liss. New York, 1992

(242) Grady D. Hormone therapy to prevent disease and prolong life in postmenopausal women. Ann Intern Med 117: 1016-1037, 1992

(243) Colditz D. The use of estrogens and progestins and the risk of breast cancer in postmenopausal women N Engl J Med 332: 1589-1593, 1995

(244) Leifke E. Effects of testosterone replacement therapy on cortical and trabecular bone mineral density, vertebral body area and paraspinal muscle area in hypogonadal men. Eur J Endocrinol 138: 51-58, 1998

(245) Labrie F. Effects of 12 month dehydroepiandorosterone replacement therapy on bone, vagina and endometrium in postmenopausal women. J Clin Endocrinol Metab 82: 3498-3505, 1997

(246) Fujita T, et al. Effect of intermittent weekly dose of a human parathyroid hormone (1-34) on osteoporosis: a randomized double-masked prospective study using three dose

levels. Osteoporosis Int 9: 296-306, 1999
(247) Neer RK, et al. Effect of parathyroid hormone (1-34) on fractures and bone mineral density in postmenopausal women with osteoporosis. N Engl J Med 344: 1434-1441, 2001
(248) Lindsay R, et al. Randomized controlled study of effect of parathyroid hormone on vertebral bone mass and fracture incidence among postmenopausal women on estrogen with osteoporosis. Lancet 350: 550-555, 1997
(249) Ettinger B, et al. Reduction of vertebral fracture risk in postmenopausal women with osteoporosis treated with raloxifen: results from a 3-years randomized trial. Multiple Outcomes of Raloxifen Evaluation (More) Investigators. JAMA 282: 637-645, 1999
(250) Walsh BW, et al. Effect of raloxifen on serum lipids and coagulation factors in healthy postmenopausal women. JAMA 270: 1445-1451, 1998
(251) Cummings SR, et al. The effects ofraloxifen on risk of breast cancer in postmenopausal women: results from the MORE randomized trial. Multuple Outcome of Raloxifen Evaluation. JAMA 281: 2189-2197, 1999
(252) Tanaka Y, et al. Effects of synthetic vitamin D analog, ED-71 on bone dynamics and strength in cancellous and cortical bone in predonisolone-treated rats. J Bone Miner Res 11: 325-446, 1996
(253) Tsurukami H, et al. A novel synthetic vitamin D analogue, 2β- (3-hydroxypropoxy)

1α, 250dihydroxyvitamin D3 (ED-71), increases bone mass by stimulating the bone formation in normal and ovariectomized rats. Calcif Tissue Int 54: 142-149, 1994

(254) 左雨秀治、坂本忍．骨と漢方．産婦人科漢方研究のあゆみ 30: 119-120, 2013

(255) 大田博明．1α-hydroxyvitaminD3 と漢方薬の併用投与による卵摘後骨塩量減少の抑制効果―桂枝茯苓丸と当帰芍薬散の比較検討―．産婦漢方研のあゆみ 7: 65-70. 1990

(256) 原田清行、中田好則．血中エストロゲン値からみた更年期障害時における漢方療法の効果．日東洋医誌 45: 521-527, 1995

(257) 金井成行．骨粗鬆症に対する加味帰脾湯の効果．日東洋医誌 49: 59-66, 1998

(258) 田北雅夫．骨粗鬆症に対するアルファロールと桂枝加朮附湯の併用効果．和漢医薬誌 12: 318-319, 1995

(259) 伊藤浩信、ほか．骨粗鬆症における骨マーカーから見た牛車腎気丸の効果―高齢者骨粗鬆症における検討―．Bone 16: 589-592, 2002

(260) Horiguchi I, et al. Correlation between biochemical bone markers among patients with osteoporosis who visited a pain clinic. The Pain Clinic 15 : 17-24, 2003

(261) 大竹哲也．骨粗鬆症と漢方：特集／抗老化医療と漢方―臨床医に役立つ漢方の知識―．成人と生活習慣病 7: 806-811, 2007

(262) 加藤友康、ほか．芍薬甘草湯の去勢メスラット血清エストロゲン値並びに培養副腎細胞に及ぼす影響．日産婦誌 44: 433-439, 1992

(263) 左雨秀治、ほか. 成熟去勢オスラットのステロイドホルモンとカルシウム代謝に与えるGlycyrrhizinの影響. 日内分泌誌 73: 521-528, 1997

(264) 左雨秀治、ほか. 成熟去勢メスラットに対する漢方薬補中益気湯の骨並びにステロイドホルモンへの影響. J Trad Med 16: 129-134, 1999

(265) Sakamoto S, et al. Prevention effects of a herbal medicine on bone loss in rats treated with a GnRH agonist. Eur J Endocrinol 143: 139-142, 2000

(266) Li JX, et al. Anti-osteoporotic activity of traditional medicine-active constituent of Cimicifugae Rhizome. J Trad Med 12: 316-317, 1995

(267) Hidaka S, et al. Preventive effects of traditional Chinese (Kampo) medicine on experimental osteoporosis induced by ovariectomy in rats. Calcif Tissue Int 61: 239-246, 1997

(268) 左雨秀治、ほか. 卵巣摘出ラットを用いたツムラ加味逍遙散の内分泌学的研究. 産婦漢方研のあゆみ 7: 26-30, 1990

(269) 左雨秀治、ほか. 去勢メスラットの効果モデルに対する八味地黄丸（TJ－7）の効果検討. 産婦漢方研のあゆみ 10：-53, 1993

昭和49年 3 月大阪医科大学卒業
昭和49年 4 月大阪医科大学産婦人科学教室入局
昭和57年大阪医科大学大学院（薬理学教室）修了、
医学博士
昭和58年大阪医科大学薬理学教室非常勤講師
昭和60年假野クリニック院長
平成 2 年医療法人假野クリニック理事長
平成 4 年大阪医科大学産婦人科学教室非常勤講師
平成12年大阪市南医師会理事、大阪府社会保険診
療報酬支払基金審査委員
平成22年厚生労働省近畿厚生局指導医療官
平成23年厚生労働省近畿厚生局統括指導医療官

「更年期障害」は存在しない

平成二十六年六月二十五日　第一刷発行

著　者　假《か》野《の》隆《たか》司《し》
発行者　石澤三郎
発行所　株式会社　栄光出版社
〒140 0002東京都品川区東品川1の37の5
電話　03（3471）1235
FAX　03（3471）1237

検印省略

印刷・製本　モリモト印刷㈱

ISBN 978-4-7541-0142-8